らくらく&シンプル ポジショニング

田中マキ子 著
山口県立大学看護栄養学部教授

中山書店

読者の皆さんへ ―少し長めの「序文」という名のメッセージ

「どんなポジショニングがよいのか」

1．誰にでも簡単に理解でき、実践できる本に

　これまで著者は、ポジショニングに関する3冊の単行本をまとめてきた。ポジショニングの基本として、ポジショニングの基本動作から実践方法をDVDに収録した1冊目から、手術に関するポジショニングをまとめた2冊目、在宅における褥瘡と動きにこだわってポジショニングを解説した3冊目と続き、今回の本が4冊目となる。4冊目の本書は、究極の1冊とはなりえないとしても、これまでの経験を活かし、読者へ少しでも本づくりの進歩を示したく、また、著者自身のポジショニングに対する考え方の変化もあって、「誰にでも簡単に理解してもらえ、実践できるための本」にしたいと考えた。

2．臨床現場におけるポジショニングの課題

　単行本を刊行してから、ポジショニングに関する講演やセミナー活動が増えた。「何を使えばいいのか」「実際として、どのようにするのか」「○○の場合の患者さんには、何に気をつけたらいいのか」などのさまざまな質問や、ときには批判的な意見も頂戴した。

　各講演やセミナーごとに、自身が持てる力を発揮し、答えられることには答え、やって示せるものは示そうとした。しかし、そこにはいつも限界があった。なぜなら、講演やセミナーには、患者さんがいないからである。擬似的に経験する姿勢や形を真似てもらい、「ここが問題で、この問題を解決するために、△△にして」など、悩みを持ち集まってくださった方々に対する責任と義務として、一生懸命に考え・説明をしてきた。だが、やはり健常者が行う疑似患者モデルである。力を入れれば姿勢は崩れ、体位変換を行えばモデル自身が無意識のうちに腰を浮かすなど、実際の患者さんに行うようにはいかない。

　だから著者は、病院に呼ばれ、ベッドサイドで患者さんにかかわりながら介入するスタイルがとても好きになった。具体的な事例が目の前にあり、著者が行うポジショニングで変化する。患者さんへの効果の現れを実感することができるため、大きなやりがいがあった。同時に、直接病棟のスタッフに改善のための視点や方法を伝えることができる、ダイナミックなかかわりが自身を大きく成長させたし、患者さんや看護師さんとのかかわりが自身のポジショニングに対する考え方を支えることにもなった。「ベッドサイドで実際に行ってください」と呼ばれることが、とても楽しかった。

たとえば、ある患者さんが3つのポジショニングピローを使用していたとする。著者は、その素材や形や使い方をアセスメントし、病棟に配備されているポジショニングピローを見ながら、当て方を変える、大きさを変えるなどし、使用している3つのポジショニングピローを2つに減らす、あるいは3つのままでもこれまでとは異なった効果となるよう、挿入の仕方、患者さんの肩を上げるなど、工夫する方法と視点やアセスメントについてベッドサイドで実践した。

　しかし、ここにも限界があった。臨床現場には、ポジショニングに必要なピロー（補助具）が絶対的に足りないという現実があったからである。著者が考える、ポジショニングに必要な素材・大きさのピローが十分にない。慢性期の患者さんであればあるほど、病棟の患者さん分のポジショニングピローセットが必要なのに「ない」という状況が珍しくなかった。しかし、臨床で患者さん分のポジショニングピローをセットできるほど、余裕がないのが実状なのである。それゆえに、患者さん家族の持ち込みのクッションを利用する、あるいはスタッフが製作した手作りのピローで対応するなど、厳しい現場にはそれ相応の工夫があった。ただ残念ながらその工夫は、患者さんの安全を保障し安楽を促すポジショニングに、関節の拘縮・変形をこれ以上進めないためのポジショニングに欠かせないピローとしては課題を持つ品物も相当数あった。このような経験から、ポジショニングに関しても、「ヒト、モノ、カネ」がとても重要だと思うようになった。

3．ポジショニングにおける「ヒト・モノ・カネ」

　まず、「モノ」という観点では、ポジショニングピローに必要な機能を有した素材や形であるかという点である。素材では、体圧分散性能、支持性＝形状保持性、へたりにくさ、通気性、衛生性、肌ざわり（接触感）など種々の要件がある。形においても、これまでのポジショニングピロー開発は、コストにも反映するためか、妙に小さく個性的なデザインのものが多いが、小さいサイズの個性的なデザインのものは多様性に欠ける。つまり、いろいろな患者さんの状態に使用できないのである。これまでの体位変換やポジショニングの考え方に課題があるのかもしれないが、身体のある部分への介入から、患者全体の姿勢（体位）を改善しようとする思考がこうした小さめのポジショニングピロー開発になったのかもしれない。しかし、ある程度の大きさや厚さがあるもののほうが、多くの症例に使えるのである。

　「カネ」という面では、ポジショニングピローが決して安価なものではないということ、そして耐久年数があって、使用年数や保存状態によりへたりが生じ使用できなくなってしまう消耗品であることがある。ここには、ポジショニングピローに対する保険適用や基準寝具化等の動きの遅れも関係してくるだろう。診療報酬・介護報酬で褥瘡対策未実施減算が導入されたときに、体圧分散寝具を使用することが強調された。さりとて、体圧分散寝具は基準寝具にラインナップされたわけではなく、配備するのは病院であったり、場合によっては患者・家族となり

負担を強いている。効果のほどが証明されているにもかかわらず、基準化されない制度設計の遅れにもモノ申したいが、ポジショニングピローの使用を遠ざける、価格の壁、いわゆる「カネ」に対する課題がある。

　「ヒト」に関しては、ポジショニングを行う側＝看護者側のアセスメント力と実践力に対する課題がある。上述したように、講演やセミナーに参加してくださる方の大半は、How to＝仕方を学ぼうとされる。仕方ももちろん重要ではあるが、患者個々にあった状態にどのように適応させるかのポイントをつかむことのほうが重要である。見た目としての技術ではなく、その表現形の奥深くにある、多くの患者に共通するであろう事項、いわゆる基礎的かつ普遍的な法則のようなものを理解し修得してこそ、個別の患者に応用できるはずである。

　たとえば、注射の技術は、清潔操作から血管の探し方、皮膚の切皮から薬液の注入、抜針等、一連の流れに関する手技は、もちろん観察点と留意点を学ぶ。しかし、実践では、血管はそれぞれの患者によって、表層への出方、太さ、硬さなどは異なる。よって、基礎的な事項を徹底し学習することとともに、個々の患者に適用させるために基本を踏まえた応用力を身につけることで、どのような患者さんのどのような血管にも失敗せずに注射が行えるように看護師の技術は卓越していく。ポジショニングの技術も同様なのであるが、これは注射のように血管外に薬液が漏れ、失敗であると患者にも施行者にもダイレクトにわかるというような確かな評価指標がない。また、身体の向きを変えるという本来の目的は果たせるので、より安全・安楽に、あるいは患者さんの状態に応じた、人間が持つ本来の動きに近づけながらなどという視点は、希釈されていく。より質の高いポジショニングの効果や意味について、あまり考慮されない現状があるように思う。

　このようなポジショニングに対する評価や課題から、私の悩みは膨らんでいった。「身体の向きを変えることに目的があるのではない」「個々の患者さんに応じた、質の高いポジショニングを目指してほしい」「どうしたら、よくわかり、確実に実践してもらえるのだろうか」「基本を元に考えながら実践してもらえるポジショニング技術を伝えるには……」「経済的な負担もできる限り小さくし……」という悩みが次から次へと浮かんできた。

　そのとき、ふと生まれたのが、本書で取り上げようとする「らくらく＆シンプル」という言葉であった。

4．ポジショニングスキルは誰に、何を伝えることか

　ポジショニングの実践を考えるとき、誰に対して、何を目指すものでなくてはならないのか。それを実現するためには、何を厳選して表現することが必要になるのか。これらのことを考えた結果、臨床経験の浅い看護師さんから熟練者にも、そして患者さんの家族にも使えるようなポジショニングスキルを伝える本づくりをしたくなった。

頭に浮かんだのは料理の本である。特に小さな子どもが見ながらつくる料理本が思い浮かんだ。材料が並び、その材料をレシピに従い調理していくと、料理が完成する。いろいろな知識や経験がなくても、準備から下ごしらえ、調味料の分量を守れば、誰もが喜び・おいしいと絶賛するご馳走をつくることができる。もちろん、おいしいご馳走にするためには、コツがあってそのコツを押さえると初めてつくっても失敗しないし、おいしい。そのコツの修得が、次に活かされる。よし、こんな本をつくろう！

　このイメージをポジショニングに照らすと、患者さんの例があり、必要なアセスメント項目があって、ポジショニングに必要な道具があって、手順がある。手順には、料理でいえば、下ごしらえから煮る・焼くなどの工程があるが、患者の状況に応じて煮るか焼くかを選択する。そして、個々違う患者さんに適応させるためのコツが実践上のポイントとなる。こんな流れを示すことができれば、今まで以上に臨床で使える、ヒト・モノ・カネという壁を越えて使える、役立つポジショニングに関する技術書になるのではないかと志向した。

1）「らくらく＆シンプル」ポジショニングに必要な事柄

　ポジショニングに必要な事柄として、動きと姿勢にどのような関係があるかを理解できなければ、体位をつくる・あるいは体位を管理することはできない。そこで、どこをどのように見、どのような評価をすればよいのかを基本事項として説明したいと考えた。「らくらくでシンプル」であろうとするなら、「らくらく・シンプル」の基本になるものをしっかり理解する必要があると考えた。患者さんの寝ている姿勢のどことどこを見、何を基準に評価すればよいか、横断歩道を渡る際の標語のように「右を見て、左を見る、そして、また右を見て渡る」のような、すべての場合にすべての体位に必要な事柄をまとめたいと思った。

2）ポジショニング実践上の「らくらく＆シンプル」ポイント

　実践方法は、患者さんがよりよい状態に近づく体位を意識すると同時に、可能な限りポジショニングピロー（補助具）の数を少なくできないかと考えた。数が多くなれば経済的な問題が出てくるほか、数が少なくてすめばより多くの患者さんへ病院や病棟が保有するポジショニングピローを分けて使用できるからである。そしてポジショニングピローの形も一定サイズ・デザインのモノを使い、個別の患者さんに、あらゆる体位に適用（応用の可能性の模索）できないかと考えた。拘縮や変形等がある場合、ポジショニングピローの形状選択から迷いが生じるし、本当に効果的な使用をしているのか否か、混乱を招く。よって、戸惑いなく、確信をもってポジショニングが行えるよう、ポジショニングピローの形状の種類を増やさない試みを行った。

5．夢大きく、課題多し、本書

　技術書のハードルは、ちょっとしたコツをどこまで表現できるかにかかっていると思う。名人がつくる料理と素人がつくる料理では、同じ材料・調味料を使い、同じようにつくっても、さじ加減ひとつで微妙に違ってくる。このさじ加減をどのように著者自身が自覚し、読者の皆さんに表現することができるか、示すことができるかで、本書の真価が問われよう。著者が名人の域にあるということではないが、著者が主張するポジショニング自体がステップ・アップするためには、この微妙なさじ加減を、誰でもが後追いできる形に表現することが求められると考えた。

　How to内容に終わらず、しかしわかりやすく、発展・応用の可能性もあって、よりシンプルで実践応用しやすいように。これが実現可能かどうかはわからないが、こんな夢を抱きつつ本書の制作はスタートした。夢が大きい反面、課題も多く、事例の限界やポジショニングピローの数や形状を問わないスタイルを深く追求したくても、やはり患者さんの状態いかんでは、多くのポジショニングピローが必要になる。

　どの程度の内容に仕上がるのかとても不安だったというのが正直なところである。本書の内容は、著者の現段階におけるポジショニング・レベルの反映であり、最終段階に至った優れた技術の紹介には終始しないかもしれない。されど、常に「どのようなポジショニングがよく・優れ、患者に必要とされる方法なのか」を求めてやまない私が、正直に真摯に取り組んだのが本書である。

　わかりやすくて味わい深く、示唆にも富む、こんな欲張りな書籍に仕上げたいと意気込み、スタートさせた本書の仕上がりは、読者の皆さんにとってどのように映ったのだろう。課題も多く残されているようにも思えるが、心して皆様の評価を待ちたい。

2010年8月

著者　田中マキ子

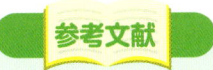

田中マキ子編著:動画でわかる褥創予防のためのポジショニング.中山書店;2006
田中マキ子,中村義徳編著:動画でわかる手術患者のポジショニング.中山書店;2007
田中マキ子,下元佳子編集:褥瘡予防のためのポジショニング-やさしい動きと姿勢のつくり方.中山書店;2009

Contents

読者の皆さんへ　iii

Instruction　x

PART1　ポジショニングのための体位の評価

1　ポジショニング前の体位の評価　2
　①身体のアライメントの観察－身体全体のねじれ・くずれはないか　2
　②上半身・下半身の状態の観察　10
2　ポジショニング後の体位に影響する要因とその評価　14
　①仰臥位　14
　②側臥位　22
　③座位　30

PART2　よりよいポジショニングのためのポイント

1　ポジショニングの効果を向上させる4つのポイント　42
　①基本姿勢に近づける　42
　②支えられ感（支持性）をもたせる　44
　③動きを妨げない（自由に動くことができるスペースをつくる）　52
　④心地よい体位保持のための環境を整える　56

PART3　ケースで考える"らくらく&シンプル"ポジショニング

1　臨床現場でよくみられるケースのポジショニング　70

ケース1　円背患者　70
　　①ポジショニング前の体位の観察　70
　　②ポジショニングの実施　72

ケース2　四肢拘縮患者　84
　　①ポジショニング前の体位の観察　84
　　②ポジショニングの実施　85

ケース3　人工呼吸器装着患者　93
　　①ポジショニング前の体位の観察　93
　　②ポジショニングの実施　94

ケース4　脊髄損傷患者（頸椎カラー固定などによる体位制限の大きな患者）　102
　　①ポジショニング前の体位の観察　102
　　②ポジショニングの実施　103

ケース5　シムス位をとっている患者　109
　　①ポジショニング前の体位の観察　109
　　②ポジショニングの実施　110

ケース6　経鼻経管栄養法を行っている患者　113
　　①ポジショニング前の体位の観察　113
　　②ポジショニングの実施　114

ケース7　車椅子を使用している四肢拘縮患者　118
　　①ポジショニング前の体位の観察　118
　　②ポジショニングの実施　119

PART4　代表的なポジショニングピロー・介助物品
　　－本書で掲載しているものを中心に

ポジショニングピロー　128
座面クッション　131
動きの介助時に使用する物品　131

Instruction

本書を利用するにあたって

　本書は、実践にすぐ活用できるポジショニング技術を、わかりやすく紹介しながら、同時にポジショニングのエッセンスを伝えることを目的にまとめたものである。したがって、本文ではポジショニングの基本知識の解説はできるだけ省略し、コンパクトに解説することを心がけた。

　ポジショニングを実践する上で必要となる基本的事項の解説は成書（序文に挙げた参考文献参照）に譲ることとするが、ここでは、そのなかでもぜひ押さえておきたいポイントをまとめておく。本書を読む前に目を通していただきたい。

1．姿勢の保持、移動に関するキーワード

1）重心・重心線

　重心とは、ある物体の重さの中心（重力の合力の作用点）をいう。ある形状のものが、重さという点で、バランスがとれる位置を示すもので、たとえば、1枚の下敷きを横にして垂直に立てた針の先に置いたとき、バランスよく支えられる点が「その下敷きの重心」ということになる（注：ここではわかりやすく説明するために、厚さが薄い下敷きを例にしたが、正確に言うと、重心は物体の内部にある）。

　ヒトが立位姿勢をとったときの重心は、体重を、①左右に等しく分ける面（矢状面）、②前後に等しく分ける面（前額面）、③上下に等しく分ける面（水平面）の3つの面が交わった点にある。場所でいうとそこは、骨盤内で仙骨の少し前のところになる。

　また、重心と地面を垂直に結ぶ線（すなわち、重心から重力方向に下ろした線）を「重心線」という。

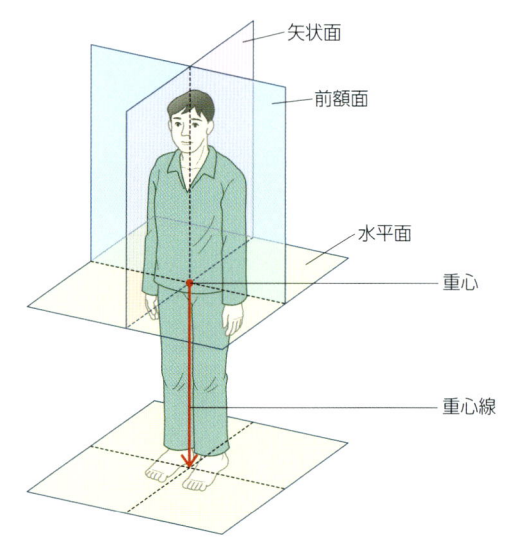

2）正中線

　身体の中心を通る直線のことをいう。上記の矢状面と前額面の重なる線である。どのような姿勢であっても、基本となる、いわば「軸」となるもので、ポジショニングを実践する場合において常に念頭に置くべき線である。

3）支持基底面

　支持基底面（base of support：以下、基底面）とは、物体が安定な状態にあることを可能にする、広がりをもったスペースのことをいう。ヒトがある姿勢をとったとき、たとえば立位の場合、床や地面などに接する身体の部分（両足裏）がかたどる面のことをいう。

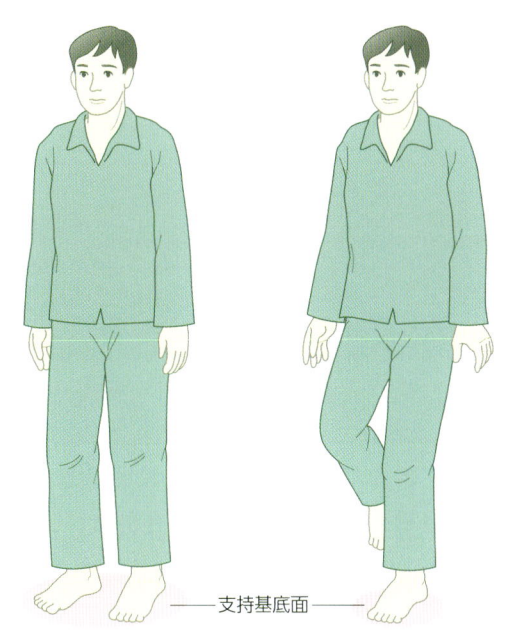

　基底面は、その物体の形状や、動いているものであれば、そのときどきの床面との位置関係によって、その形や大きさが変化する。すなわち、両足で立っている場合の基底面は、右足裏の右側と左足裏の左側を左右の広がりとする楕円であり、片足立ちの場合は、床に接する片足がかたどる円に近い面積となる。

4）体圧と体圧分散

　体圧とは、身体が、重力方向にある身体と接する面にかかる圧力（重さ）のことをいう。たとえば、片足立ちの場合は、片足の裏に全体重がかかることになるが、体重をその足裏の面積で割ったものがこの場合の体圧となる。体圧は姿勢のあり方と、接している対象物の性状で大きく変化する。

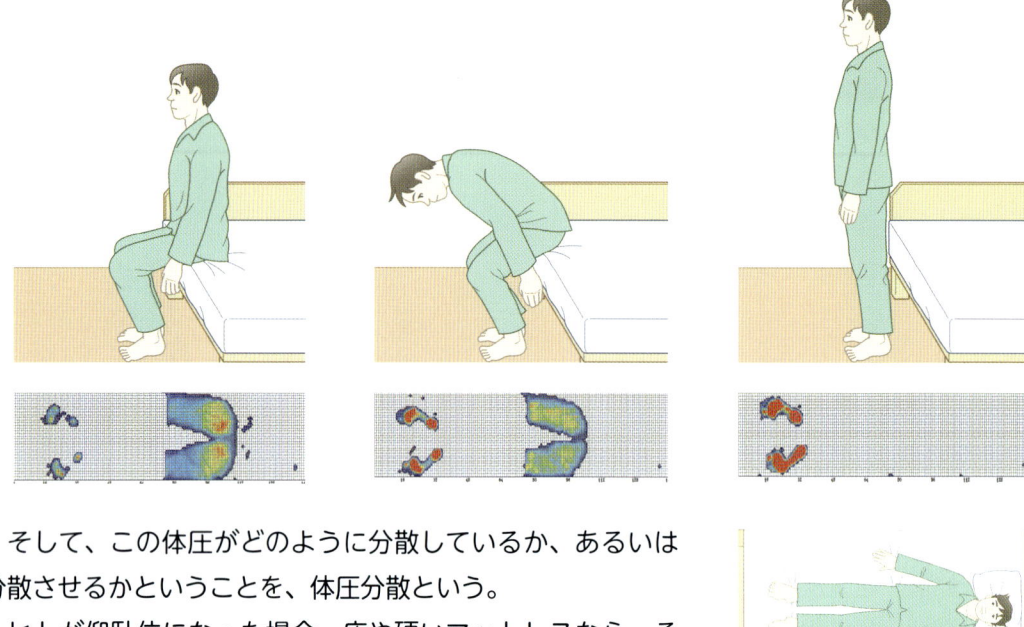

そして、この体圧がどのように分散しているか、あるいは分散させるかということを、体圧分散という。

ヒトが仰臥位になった場合、床や硬いマットレスなら、そこに接する後頭部、背中、臀部、足、踵に体圧がかかり、柔らかなマットレスになら、床の場合より広い部分に体圧がかかるので、「より体圧分散ができる」ことになる。

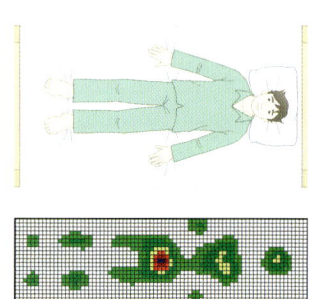

2．姿勢と動作に関するキーワード

1）関節可動域

関節が動く範囲のことをいう。麻痺などがある場合にはそのアセスメントが重要である。患者にとって安楽なポジショニングを行うために、ぜひ押さえておくべき事項といえる。

2）シムス位

シムス位とは、半腹臥位のことで、身体の左右どちらかを下にして横になり、上になった方の足を軽く曲げて前に出して寝る姿勢をいう。うつ伏せと横向きの中間の姿勢で寝ている状態で、上側の手は前へ、下側の手は後ろに伸ばし自由に動かせるような姿勢である。産婦人科領域の診察・処置の姿勢として、あるいは、妊娠中の安楽な寝方としてよく紹介されるもので、「らくな寝方」ということができる。

PART 1
ポジショニングのための体位の評価

PART 1　ポジショニングのための体位の評価

1 ポジショニング前の体位の評価

　ポジショニングを行う際に大切なことは、その患者の身体の状態をしっかりと把握することである。患者一人ひとりの体位を観察し、状態を評価したうえで適切なポジショニングを行わなければ、患者の安全・安楽を確保できないばかりか、褥瘡を発生させ、QOLの低下にもつながりかねない。言い換えれば、適切なポジショニングは患者に安全・安楽とQOLの向上をもたらし、褥瘡などの予防や治療促進につながるのである。
　その意味で、ポジショニング前の体位の評価はとても大切である。まず、この点を解説する。

❶ 身体のアライメントの観察 ── 身体全体のねじれ・くずれはないか

　身体のアライメント*の観察では、①患者の動きを誘導するときに重要となる重心と基底面の関係、②解剖生理学的にみた骨・関節・筋肉の構造、③脊柱の動き、の3要素をみることが重要である。これらを観察することで、患者が自然で、心地よさそうな状態の体位、すなわち、安全・安楽な体位であるか、あるいは逆に不具合を感じる体位にあるかどうかを判断することができる。

　*アライメント（alignment）とは一般的には「一列に並べること、配列」という意味である。ここでは「身体の自然な流れ」、つまり、力を入れていない状態の体位をさすものとする。

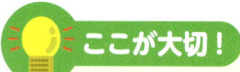
ここが大切！
まず、アライメントを観察し、患者の体位を評価する

観察のポイント

　写真は、安定した状態の体位である。身体各部および内臓が強い圧迫を受けておらず、脊柱の生理的彎曲が保たれていて筋の緊張がない。

　この体位が評価の基本となるので、ポジショニングを行う者は、常にこのイメージを念頭に置いて評価・観察を行う。

　まず、全体像として全身の姿勢を捉え、それから基本の体位と比較して変化・変形のみられる部位を観察する。このとき、身体の上からだけではなく、患者の身体と目線を水平にして真横から見たり、頭や足元から視線を動かしながら全身のラインを観察する。その際、脊柱を主軸とする全身のラインのねじれや傾き、上半身・下半身のねじれや傾き、四肢のねじれや傾き、変形、拘縮などを観察する。

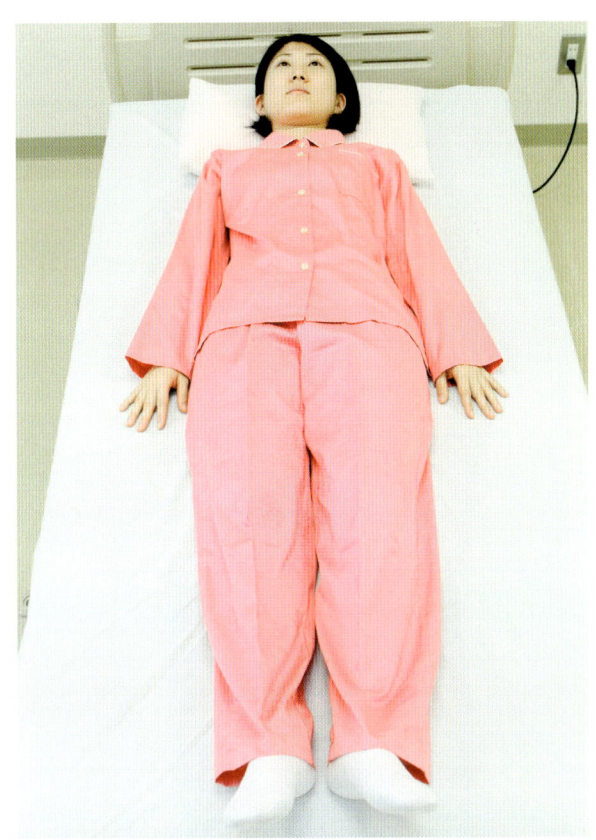

● 仰臥位での安定した体位

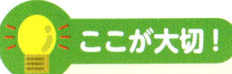

身体はさまざまな角度から観察する

1 ポジショニング前の体位の評価

身体の浮き沈み

　脊柱の彎曲が正常な状態であるかどうかを観察する。ヒトは直立二足歩行に必要なバランスをとるために脊柱が彎曲している。側面から見ると、頸椎が前彎、胸椎が後彎、腰椎が前彎してS字状のカーブを描いている。つまり、ベッドに寝ている場合、正常な状態を側面から観察すると、首（頸）、腰、膝、足首の部分と床面（身体と接する平らな面）の間に隙間ができている。この隙間の程度を観察し、正常な状態にあるかどうかを判断する。

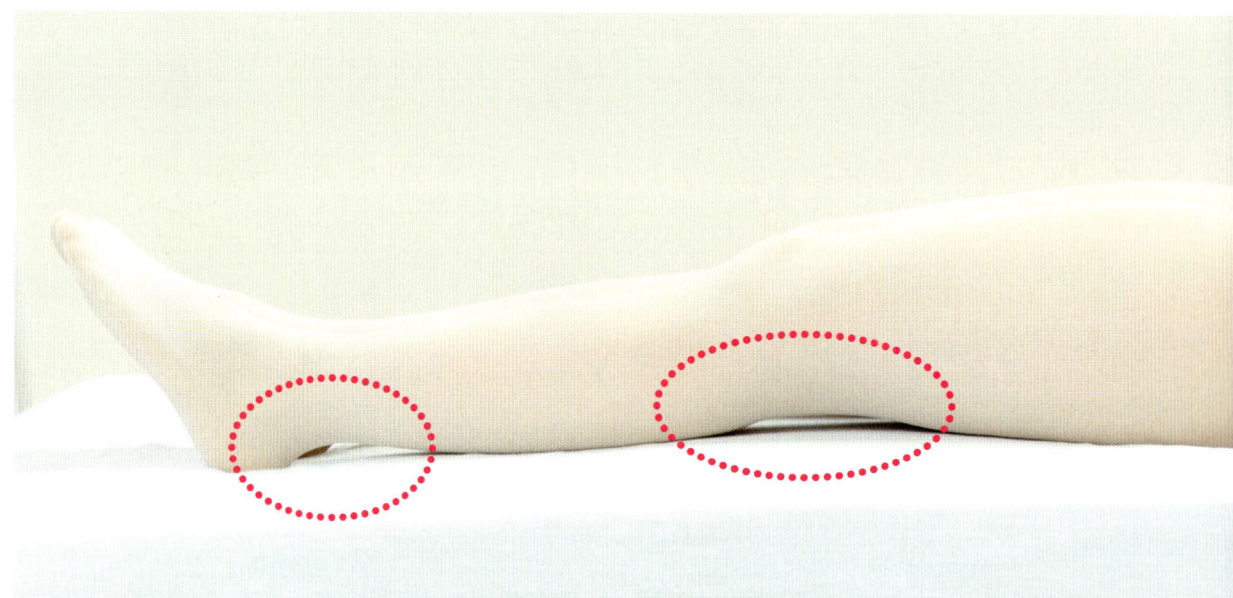

● 膝関節と足関節につながっている筋肉は均一な棒状ではなく、起始部と付着部で細くなっている。そのため膝部と踵部に隙間が生じる

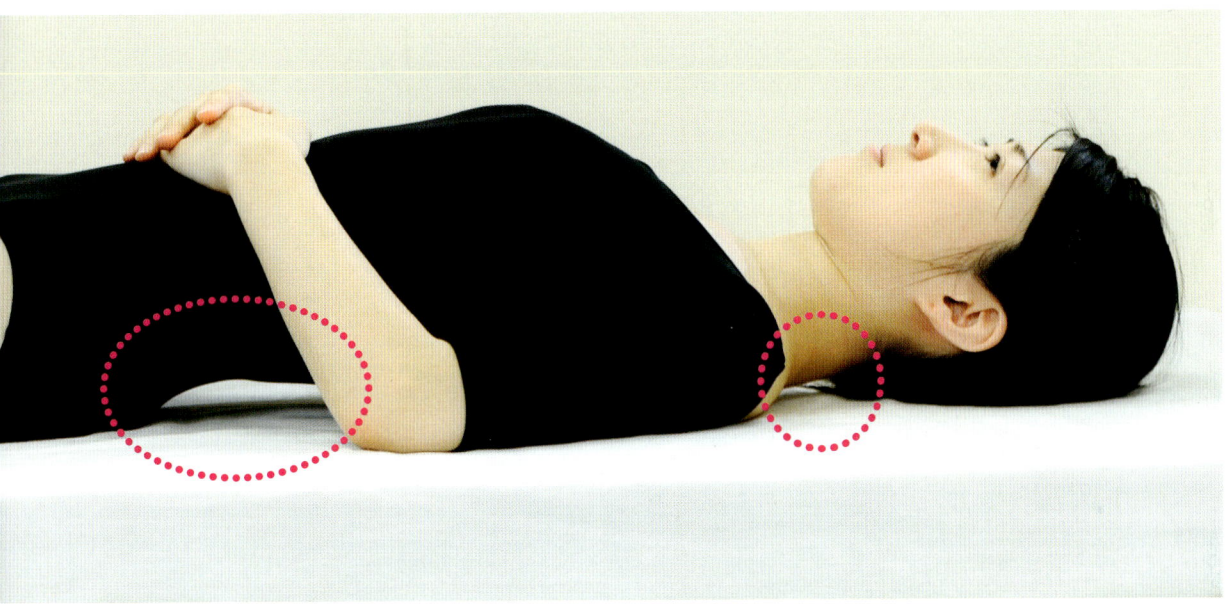

- 胸椎が後彎、腰椎が前彎することで腰部に隙間ができる
- 首が中間位をとっていれば、頸椎の前彎により、後頸部に隙間ができる

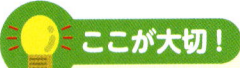ここが大切！
首、腰、膝、足首の隙間を観察する

PART 1 ポジショニングのための体位の評価

1 ポジショニング前の体位の評価

アライメントと体圧図

　アライメントは体圧の分散に反映される。変形・拘縮や麻痺などがあると全身のバランスがくずれるとともに、体圧に不均衡が生じ、過剰な体圧がかかる部位を作る。これをそのまま放置すると褥瘡が発生する。正常なアライメント、すなわち、全身が正常なバランスにあれば、褥瘡発生のリスクは低減するし、患者の安楽と安全を増すことになる。

正常な場合

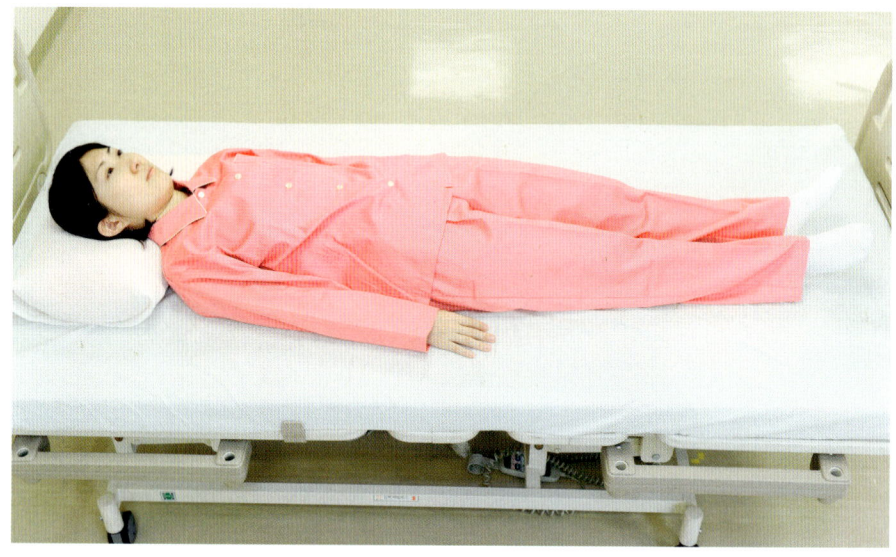

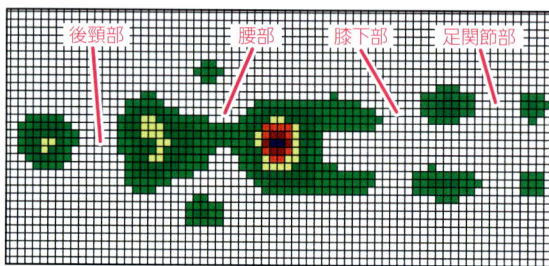

● 正常なアライメントを示す。脊柱のS字状のカーブに伴い後頸部、腰部、膝下部、足関節部に隙間ができている（体圧がかかっていない）のがわかる

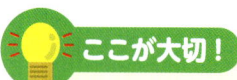 ここが大切！
全身のバランスをとることが安楽・安心につながる

拘縮患者の場合

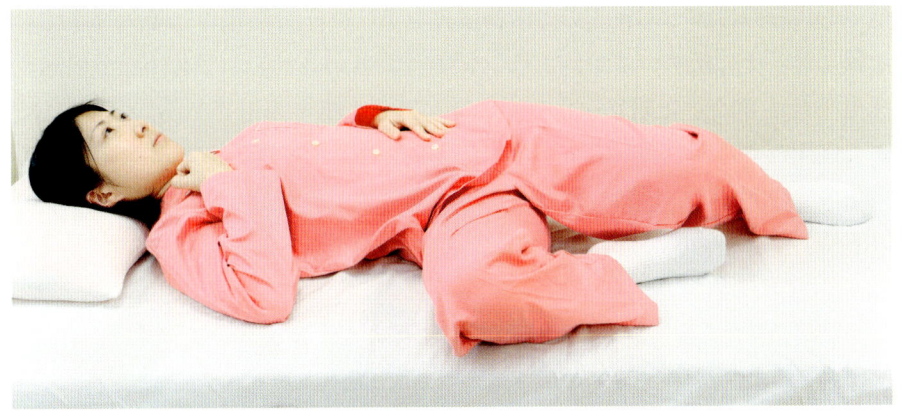

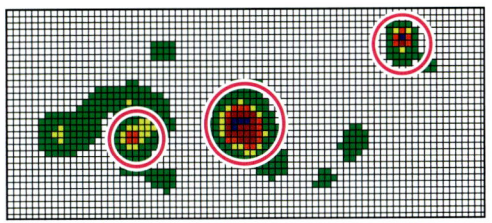

● 拘縮のため、突出した部位（肩や腰部など）の体圧が増加している。また、身体にねじれがあり、それにより左臀部が浮いているため、下半身の体重を左下肢（踵）で支えることになり、踵部の体圧が高くなっている

麻痺患者の場合（右側麻痺）

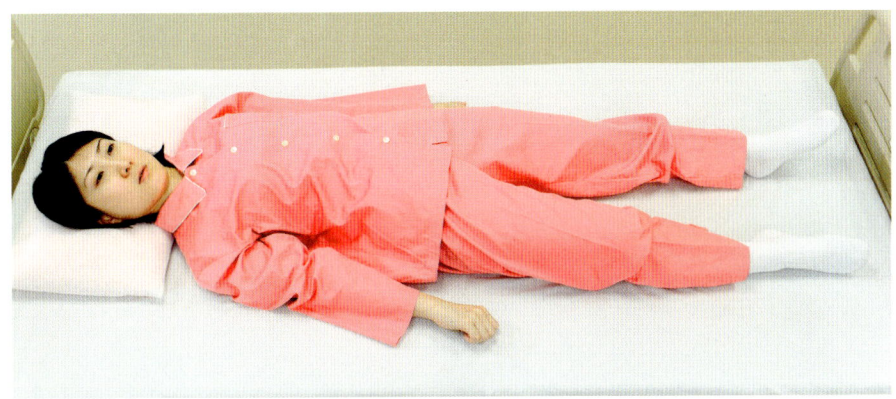

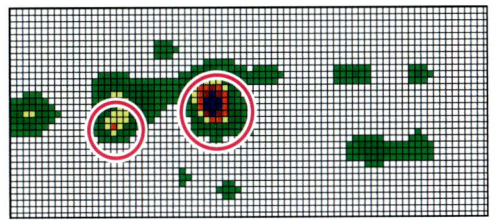

● 麻痺のため、麻痺側（右側）に身体が沈み込み、体圧が全体的に増加

寝具の種類で体圧の分散像は異なる

　同じ体位でも、寝具によって体圧の分散像は異なる。体圧分散寝具もその種類によって体圧の分散像は異なる。そのため、ポジショニングを行う者は、どのような体圧分散寝具が、どのような体圧分布を示すのかを把握しておく必要がある。基本体位である仰臥位の体圧分布を、日常的によく使用される3種類の寝具（①一般的な硬いマットレス、②厚さ10ｃｍのウレタンフォーム素材のマットレス、③コンピュータによる自動制御機能をもつ高機能マットレス）でみると、以下のような違いがあることがわかる。

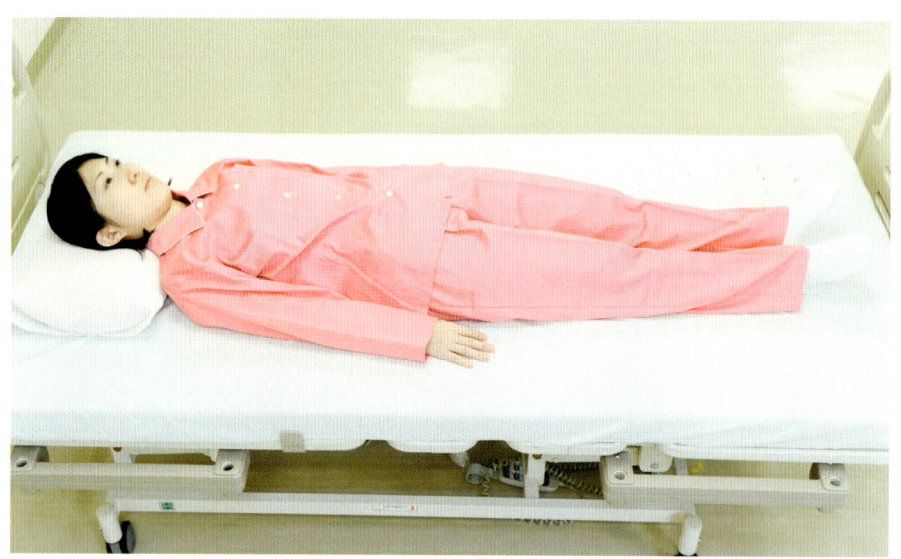

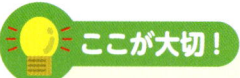 ここが大切！

マットレスの種類によって体圧分散が違う

一般的な硬いマットレス

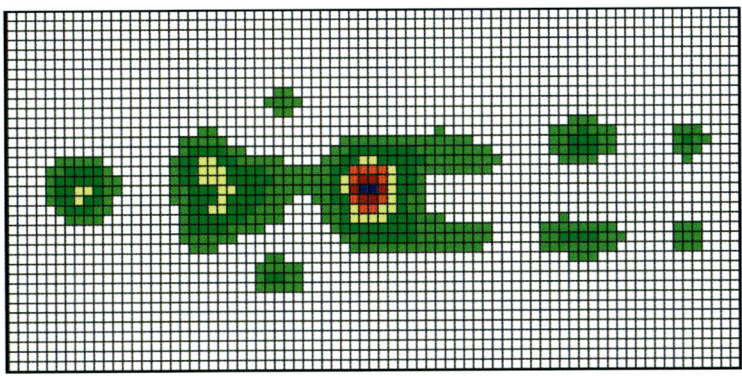

- マットレスが硬いため、脊柱の彎曲に沿って接触している部位の体圧が示される。人体の構造上臀部がもっとも重くなるので、必然として臀部の圧が高くなる

厚さ10cmのウレタンフォーム素材のマットレス

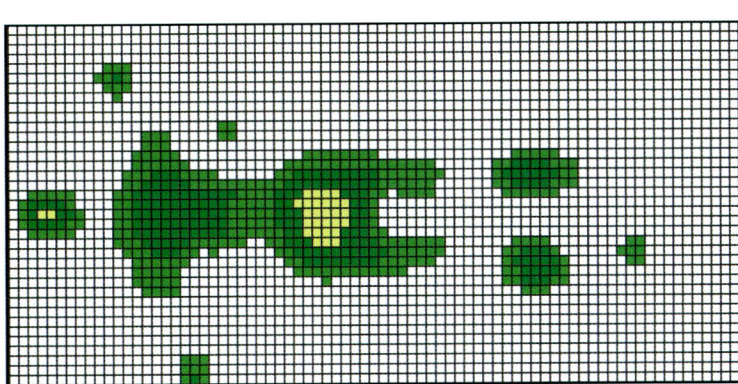

- 柔らかいウレタンフォームに身体が沈み込むため、接触面積が広がり、臀部などの部分圧が低くなる。ただし、側臥位の場合には接触面積が小さくなるので部分圧は上昇する。体位によって使用の制限があることに留意する

コンピュータによる自動制御機能をもつ高機能マットレス

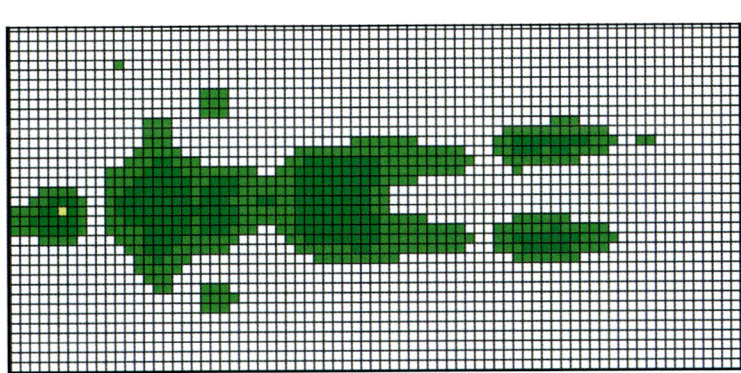

- 全体的に接触面積が広がるので体圧を低くすることができる。体位による使用の制限はほとんど受けない

2 上半身・下半身の状態の観察

　身体を動かすときには、その動きを制御（コントロール）する部位が存在する。頭部は身体のすべての動きを主導する。頭部を押さえられると、うまく身体を動かすことができないのはこのためである。同様に、肩甲骨は上肢と上半身の動きを制御し、骨盤は下肢と下半身の動きを制御する[1]。上下肢は、その動きを制御する部位からの距離が離れるほど（下肢であれば、大腿より足先に行くほど）力を伝えにくくなり、動きを制御しにくくなる。ポジショニングを行う際には、このメカニズムを理解し、患者の状態像を観察しながら評価することが大切である。

上半身の確認：肩の動きをみる

正常な場合

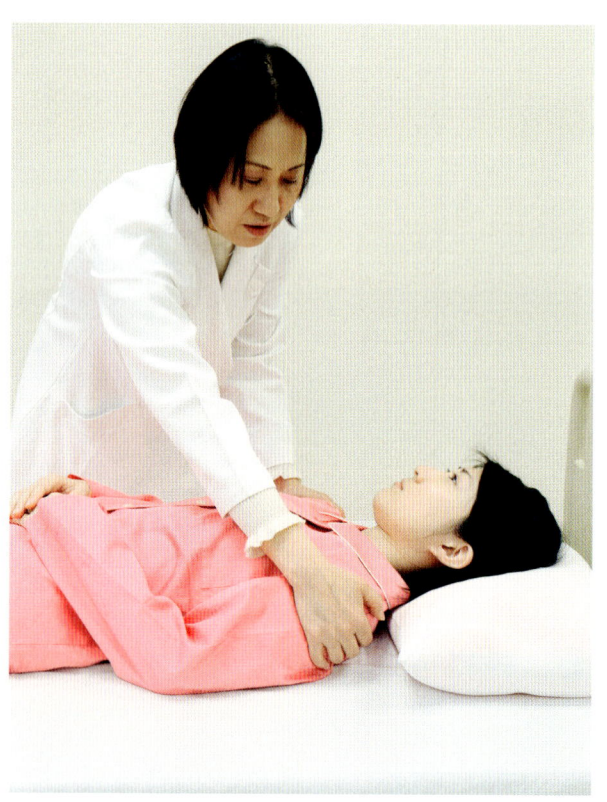

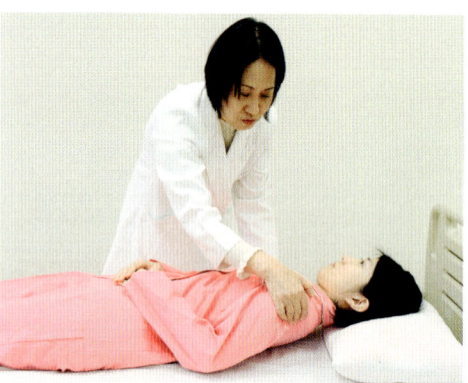

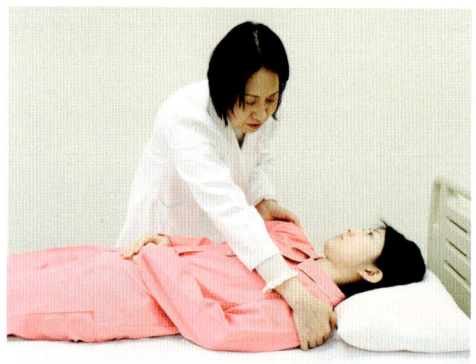

● 両肩に手を置いて軽く左右に揺さぶり、上肢・上半身が左右同じような動きをするかを観察する

● 傾けたときに左右差がないかを観察する

拘縮患者の場合

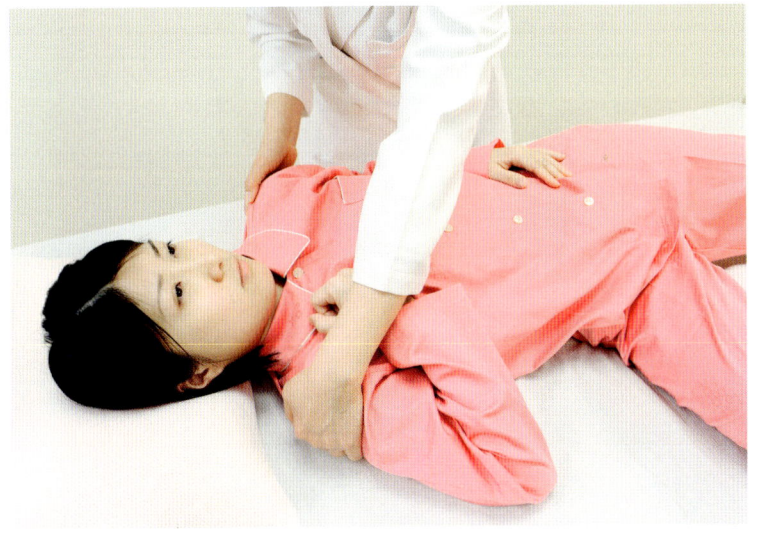

- 骨折や脱臼などを起こす可能性があるので可動制限がある。左右に揺さぶる場合、肩から上肢の状態をみながら動かす。拘縮側を下にするときには、肩の状態が変わらない（内反したりしない）程度にとどめる

麻痺患者の場合

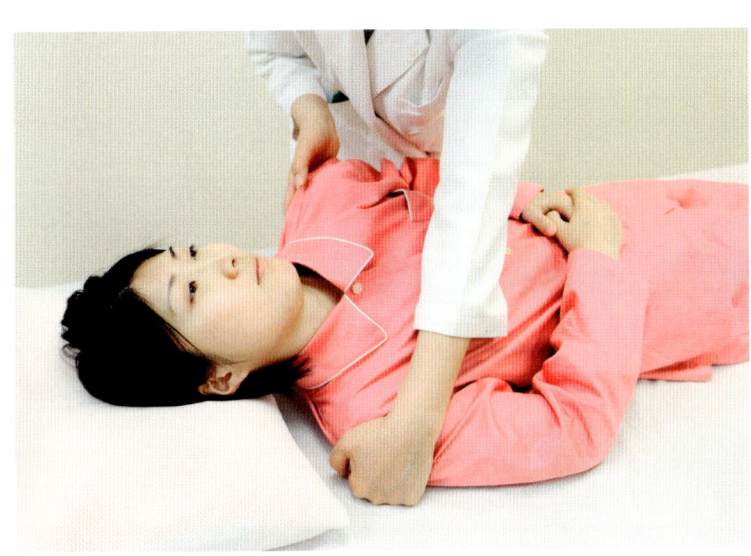

- 拘縮の場合と同様に可動制限がある。そのため左右に揺さぶる場合、麻痺側を下にするときには、肩から上肢の状態が変わらない（内反したりしない）程度にとどめる

下半身の確認：骨盤の動きをみる

正常な場合

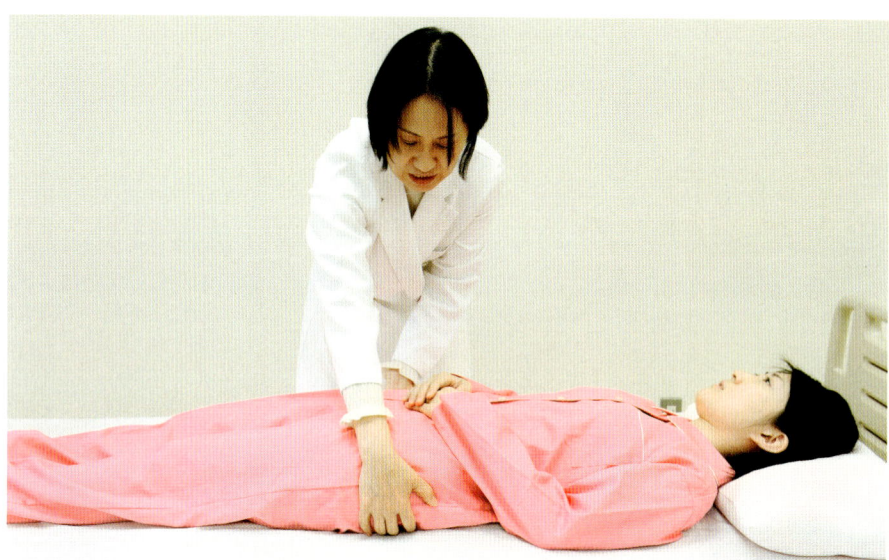

- 骨盤に両手を置いて軽く左右に揺さぶり、下肢・下半身が左右同じような動きをするかを観察する

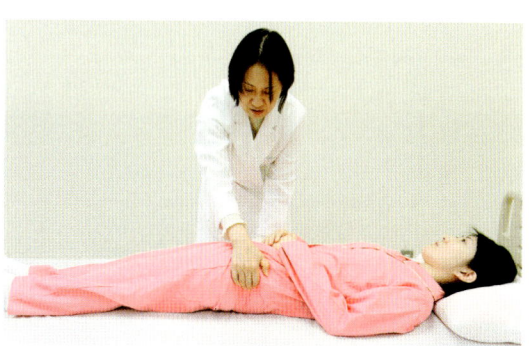

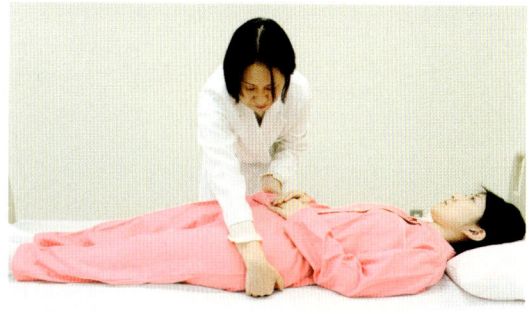

- 傾けたときに左右差がないかを観察する

1 ポジショニング前の体位の評価

拘縮患者の場合

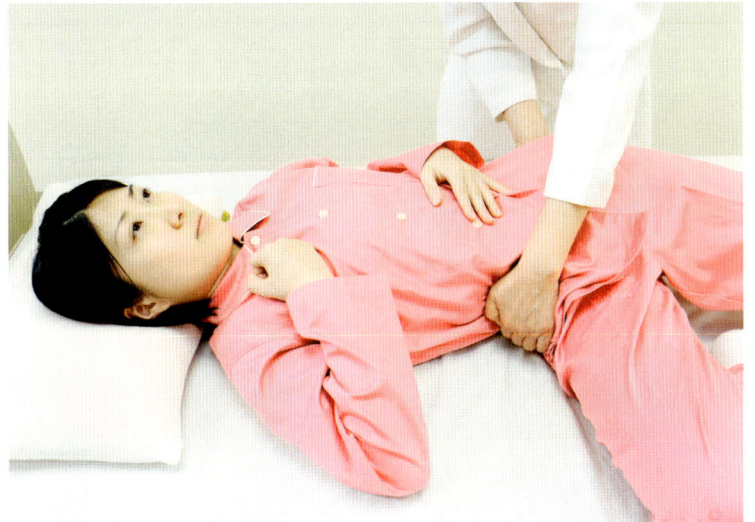

- 骨折や脱臼などを起こす可能性があるので可動制限がある。左右に揺さぶる場合、拘縮側を下にするときには、拘縮した下肢などに変形や圧迫が生じない程度にとどめる

麻痺患者の場合

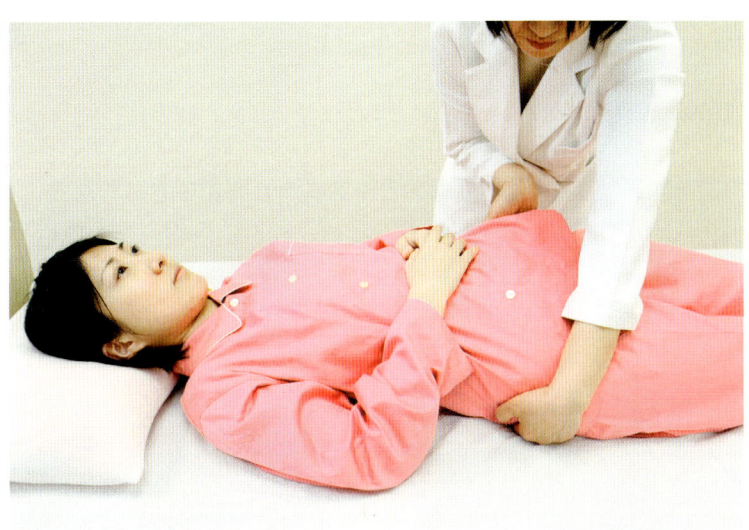

- 拘縮の場合と同様に可動制限がある。そのため左右に揺さぶる場合、麻痺側を下にするときには、左右の股関節に負担がかからない程度にとどめる

引用文献

1) 英国腰痛予防協会編、加藤光宝監訳：刷新してほしい患者移動の技術．患者・看護師・医療者を身体損傷や医療事故から守るために．日本看護協会出版会；2003．p. 62．

PART 1　ポジショニングのための体位の評価

2　ポジショニング後の体位に影響する要因とその評価

　観察と評価を終えてポジショニングを始めることになるが、ポジショニング後の適切な体位をしっかりイメージしてから始めることが大切である。併せて、ポジショニングを始めてから終了するまでの間、患者の身体の動き、特に体圧の変化についても意識しておく必要がある。
　ここでは、仰臥位、側臥位、座位について、ポジショニング後の体位のイメージとポジショニング中の患者の体圧変化について解説する。

① 仰臥位

拘縮患者の場合

ポジショニング後の体位のイメージ

　拘縮があると、身体のある部分が突出し、正常なアライメントが維持できなくなることがある。そのため、身体にねじれが生じ、安楽な状態が阻害される。さらに、突出した部位には高い圧がかかるため、褥瘡が発生しやすくなる。
　そこで、ねじれた部位を正常に近づけるよう意識し、圧迫をなるべく回避できるようなイメージでポジショニングを行う。

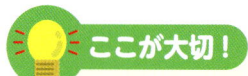
まず、ポジショニング後の体位をイメージする

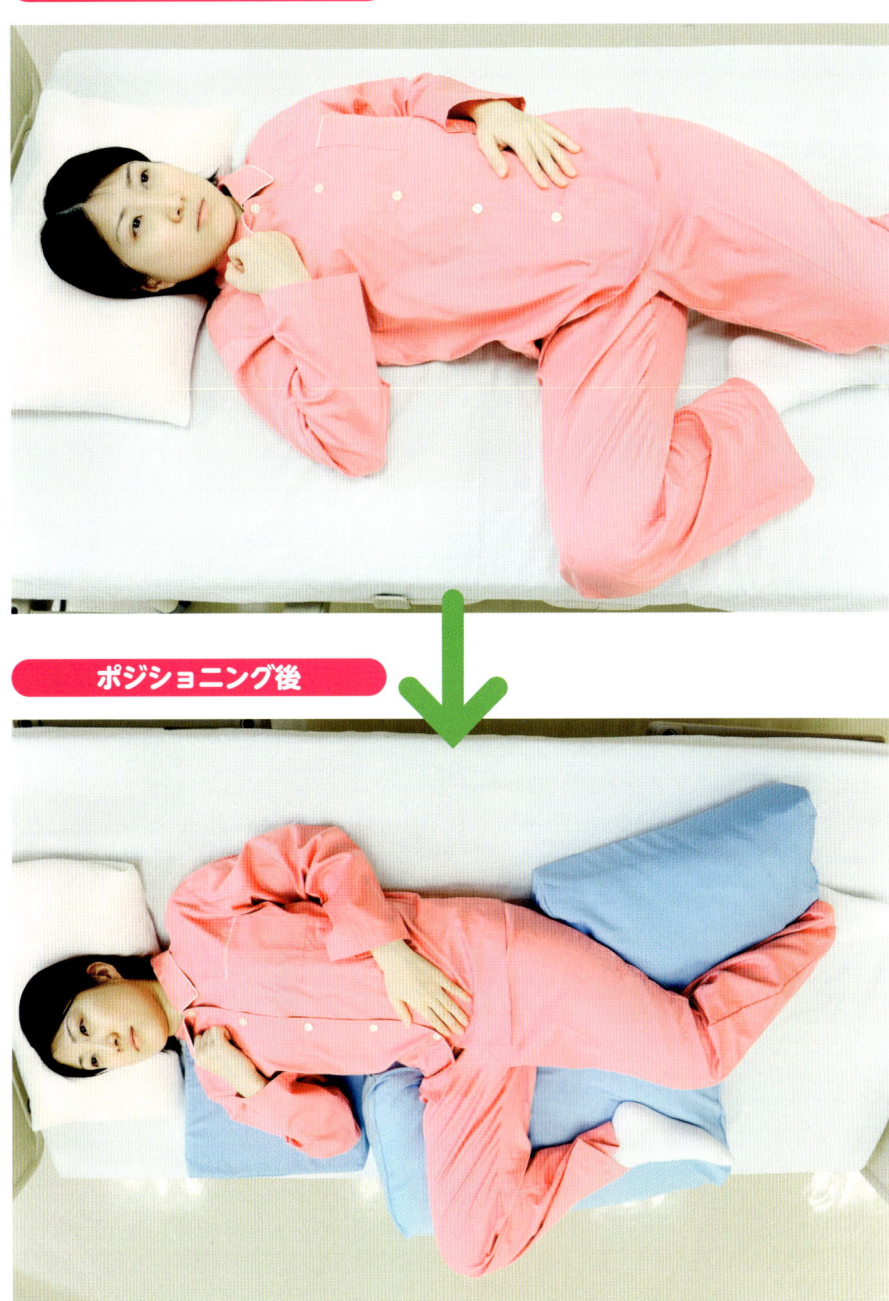

- 拘縮により突出した部位の圧が上昇しないように、突出部位を中心に、(周辺も含めて)"面"で身体を支えるようなポジショニングピローの挿入を意識する

2 ポジショニング後の体位に影響する要因とその評価

ポジショニング実施時の体圧変化

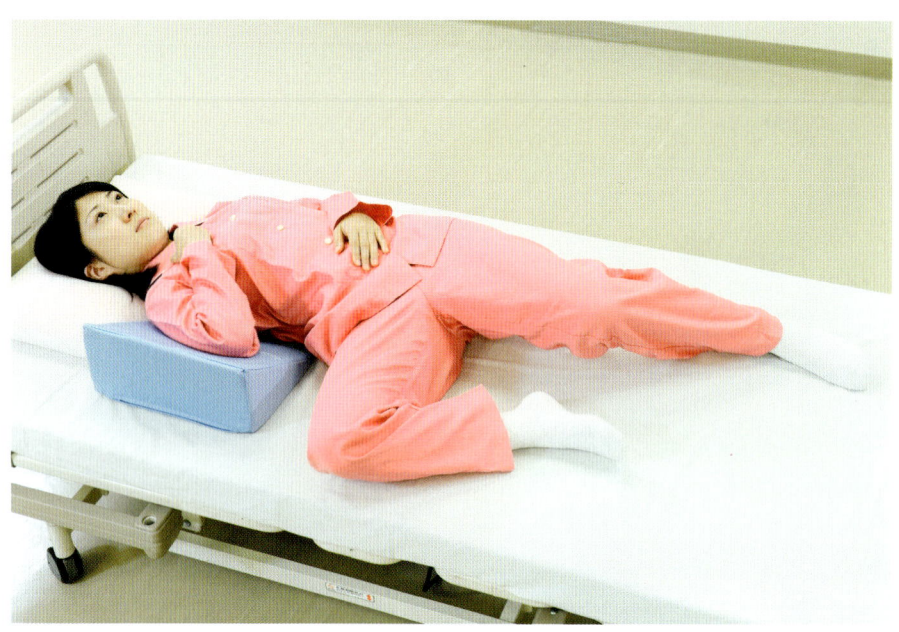

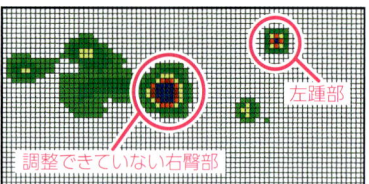

左踵部
調整できていない右臀部

● 上半身のねじれの調整と、肩と肘の拘縮によって突出した肘への部分圧迫に対処するため、右上肢にポジショニングピロー（Ⓐ）を挿入する。しかし、依然として下半身のねじれは残り、右臀部圧が高い状態にある

使用物品

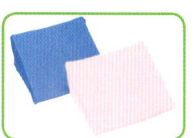
Ⓐ P.128（3）

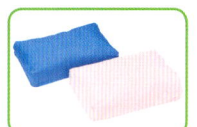
Ⓑ P.128（5）

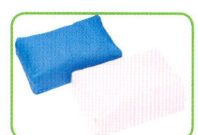
Ⓒ P.128（4）

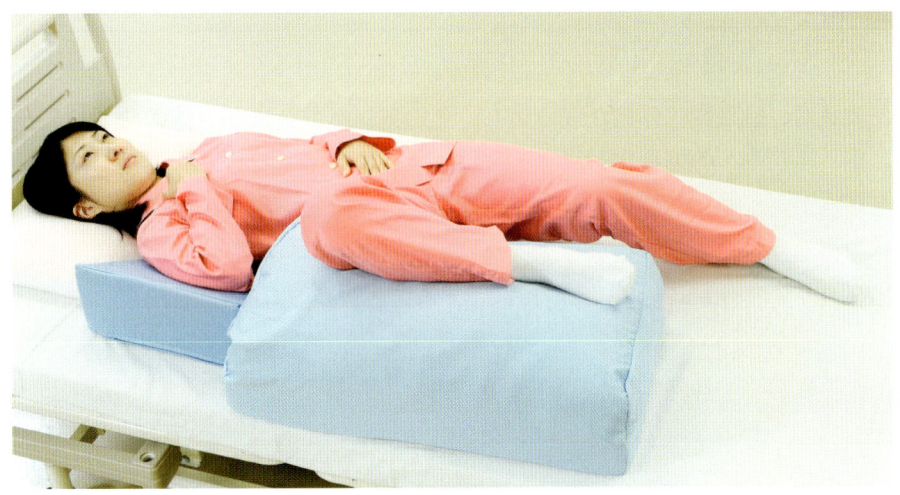

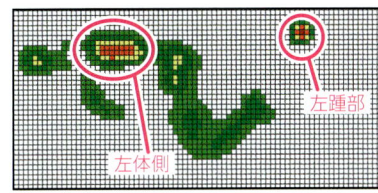

● 下半身のねじれと右臀部の圧に対処するため、右下半身を支える大きなポジショニングピロー（Ⓑ）を挿入する。それによって左下半身がやや沈み込み、体圧の上昇が起こる

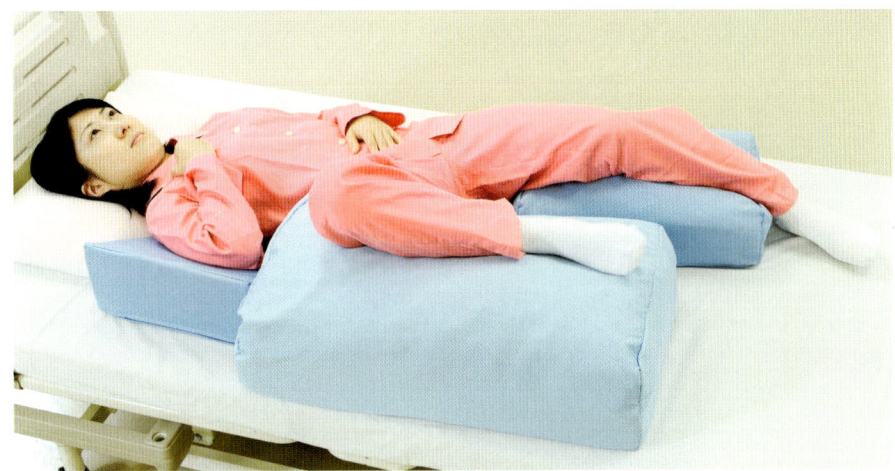

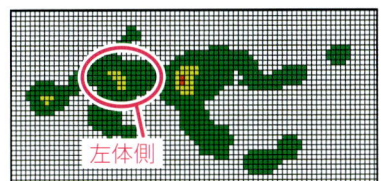

● 左下半身の沈み込みによる体圧上昇に対処するため、左下半身の下にポジショニングピロー（Ⓒ）を挿入する

PART 1 ポジショニングのための体位の評価

麻痺患者の場合

ポジショニング後の体位のイメージ

　麻痺がある場合、麻痺側へ体重が沈み込む。そのアンバランスが身体のねじれを生むことになる。そこで、麻痺側への体重移動による身体のねじれを修正するために、麻痺側を上げるような意識をもってポジショニングを行う。ただし、上半身と下半身の筋肉の付き方には個人差があり、体重のかかり方も患者によって異なる。したがって、体重移動の度合いが上半身と下半身で同様なのか異なっているかを十分に観察することが必要である。

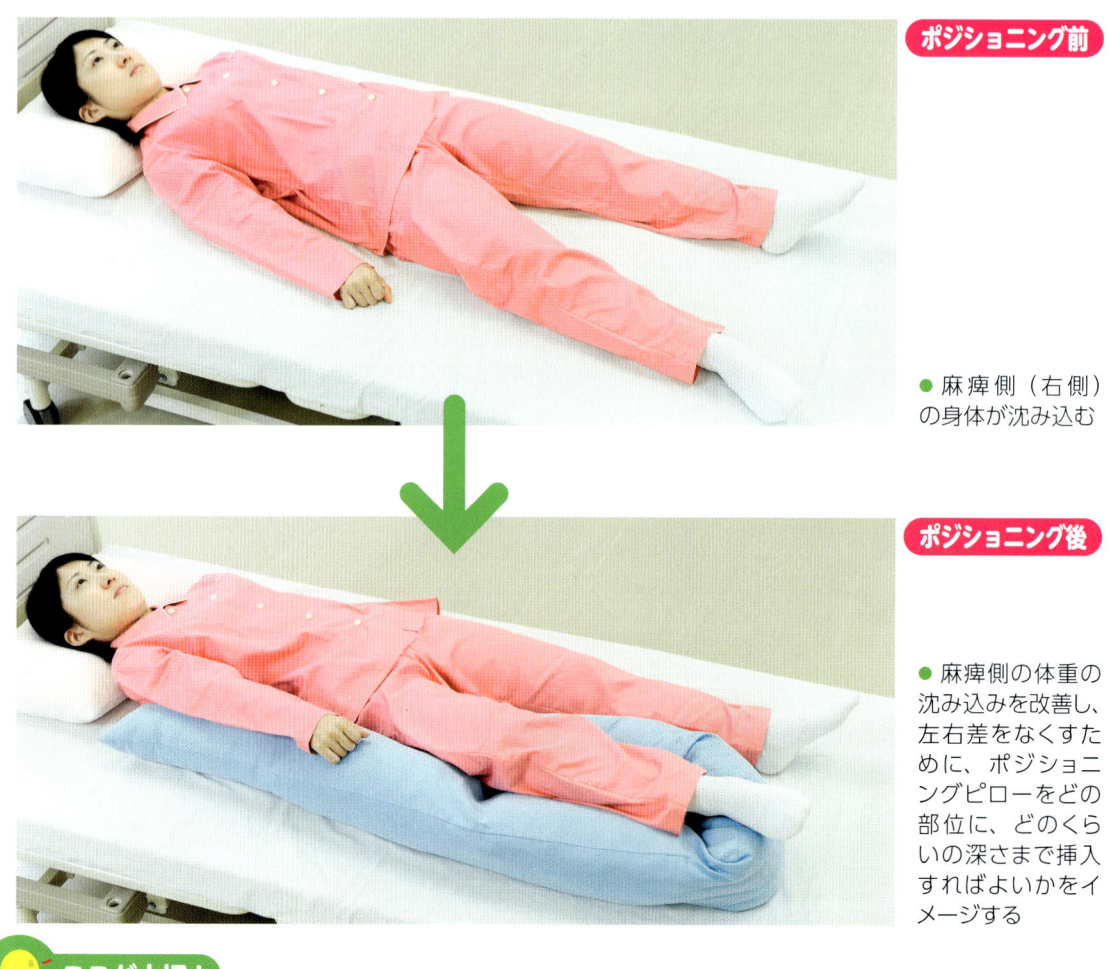

ポジショニング前
- 麻痺側（右側）の身体が沈み込む

ポジショニング後
- 麻痺側の体重の沈み込みを改善し、左右差をなくすために、ポジショニングピローをどの部位に、どのくらいの深さまで挿入すればよいかをイメージする

ここが大切！
全身のバランスを考えたポジショニングをする

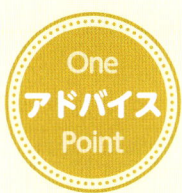 **One アドバイス Point　ポジショニングでは"隙間"を見逃すな！**

　麻痺のある患者は体位を維持する筋力がないため、ポジショニングピローは確実に挿入しなければならない。写真❶のように大腿部に隙間があると、大腿部は付け根から沈み込み余計な体圧がかかる。そのため、ポジショニングの効果を最大限に引き出すことができない。

　写真❷のように肩の下があき過ぎると大腿部と同様に肩が沈み込み、安楽でないばかりか部分体圧が上昇する要因となってしまう。

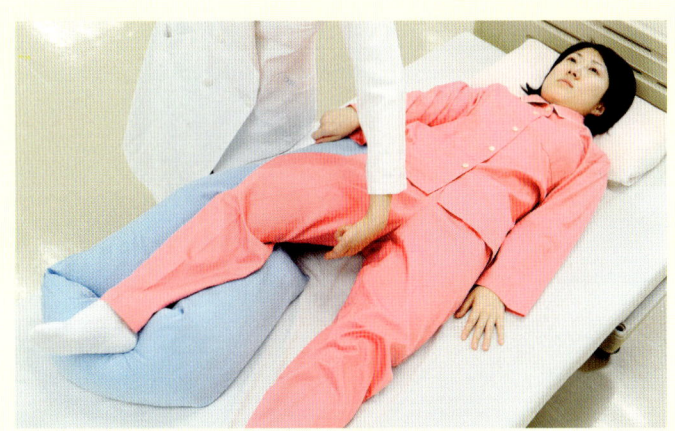

● 大腿部の下にできた隙間

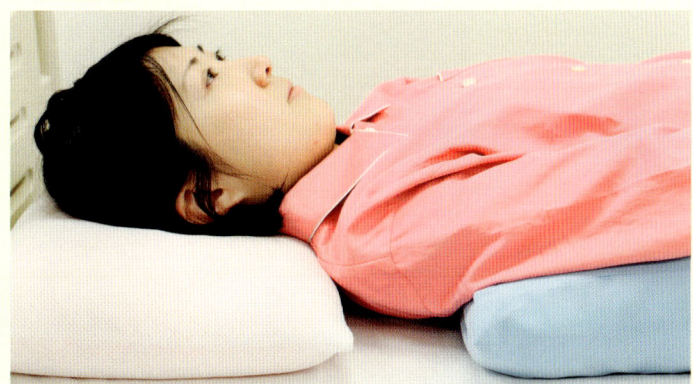

● 肩の下にできた隙間

PART 1　ポジショニングのための体位の評価

ポジショニング実施時の体圧変化

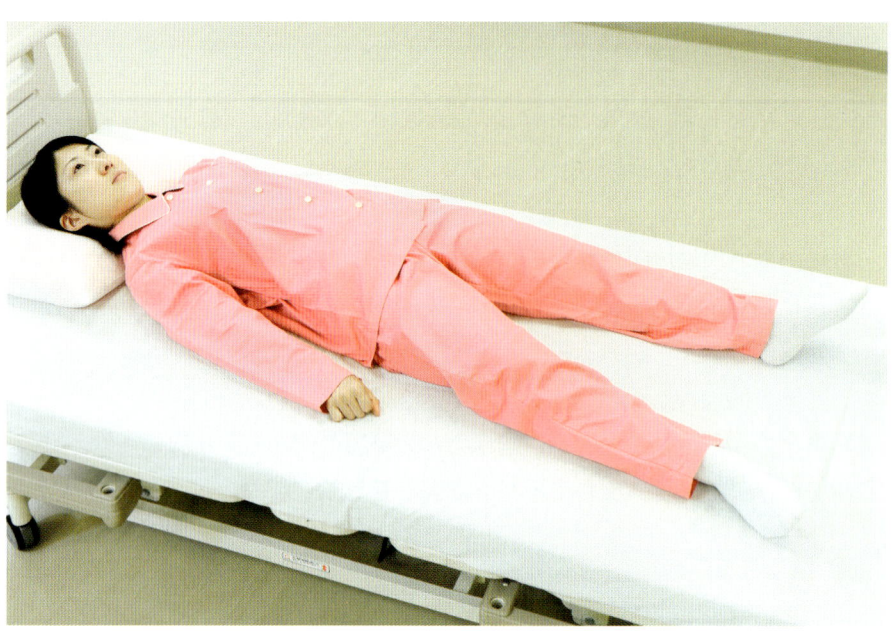

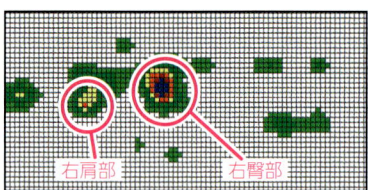

右肩部　右臀部

● ポジショニング前。右半身が全体的に沈み込んでいるため、それによって体圧が上昇している

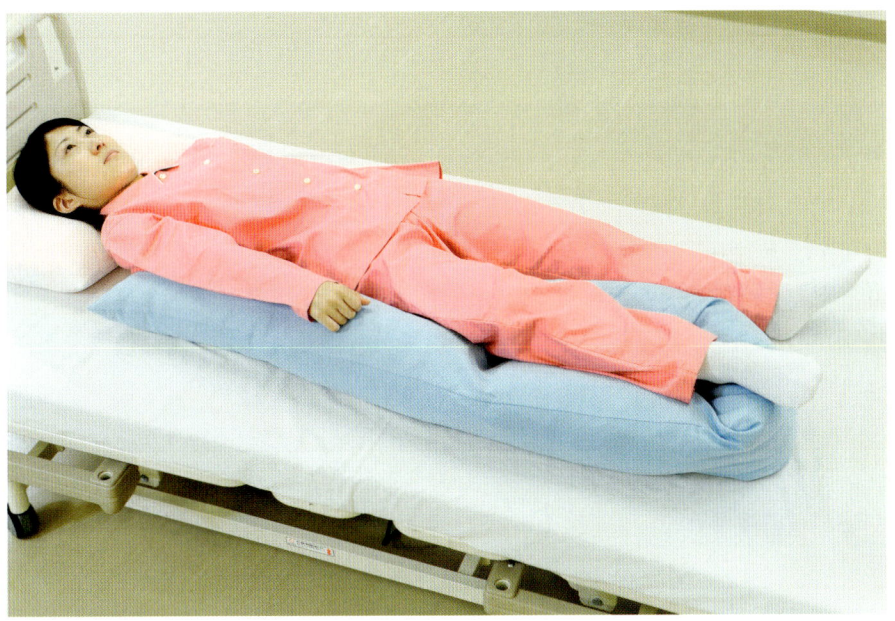

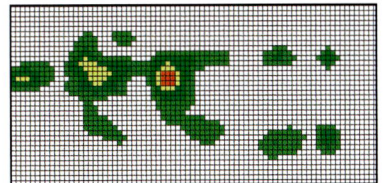

- 右半身全体を少し上げ、体重が全身に均等に分散するようにポジショニングピロー（Ⓐ）を挿入する

使用物品

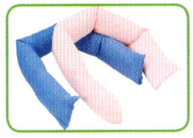

Ⓐ P.129（9）

PART **1** ポジショニングのための体位の評価

2 側臥位

拘縮患者の場合

ポジショニング後の体位のイメージ

　側臥位は、寝具と身体が接する面積が仰臥位の2分の1以下になるため、体圧が上昇してしまう。また拘縮がある場合、側臥位では、骨折や脱臼を避けるため、拘縮部位側を下にしないようにしなければならない。

　そこで、上半身のねじれが起きないように意識しながら、上側の体重をポジショニングピローに乗せるイメージでポジショニングを行う。しかし、拘縮がある場合はその部位をうまくポジショニングピローに乗せることは難しいので、患者の状態を観察し、どのようにすれば拘縮部位をしっかりポジショニングピローに乗せ、適正な体圧分散ができるかを考えながら行う。

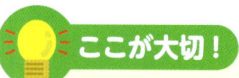
ここが大切！
拘縮部位をいかにポジショニングピローに乗せるかが肝心

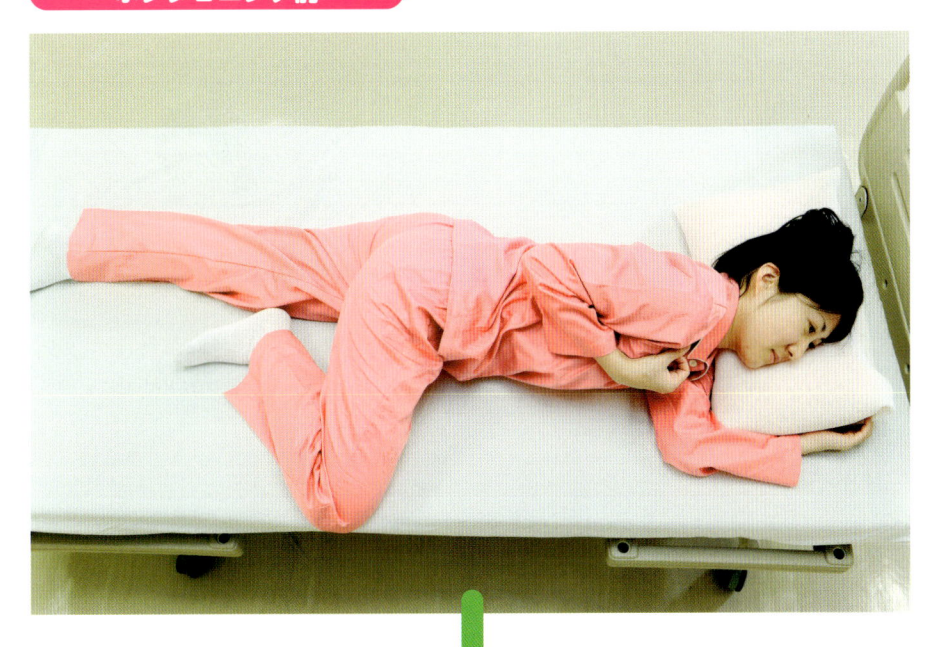

ポジショニング前

ポジショニング後

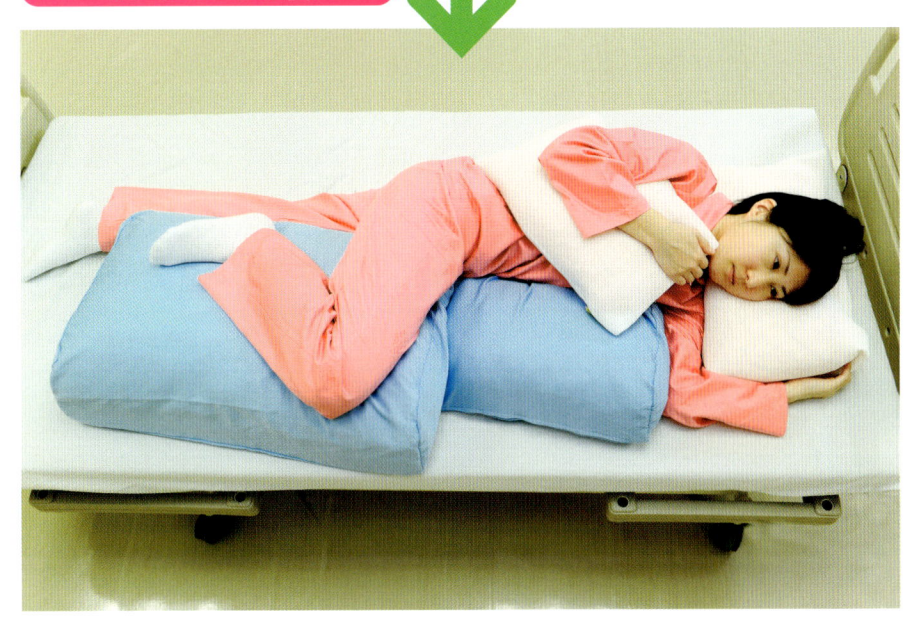

- 左肩部・左腸骨部・左膝部・右下肢における圧の分散を考えながら、"面"で身体を支えるようなポジショニングピローの挿入を意識する

PART 1 ポジショニングのための体位の評価

ポジショニング実施時の体圧変化

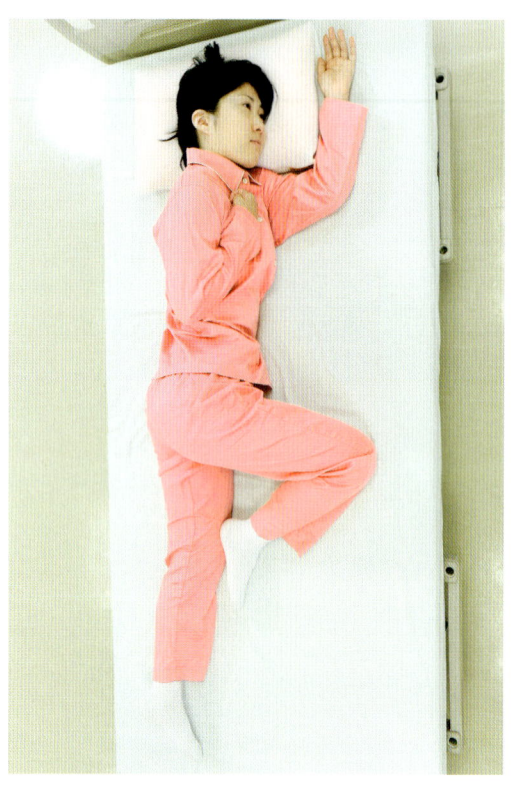

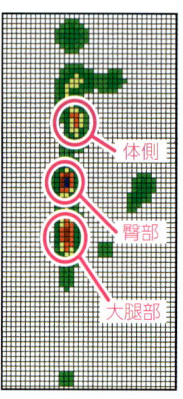

● ポジショニング前。体側・臀部・大腿部の体圧が高くなっている

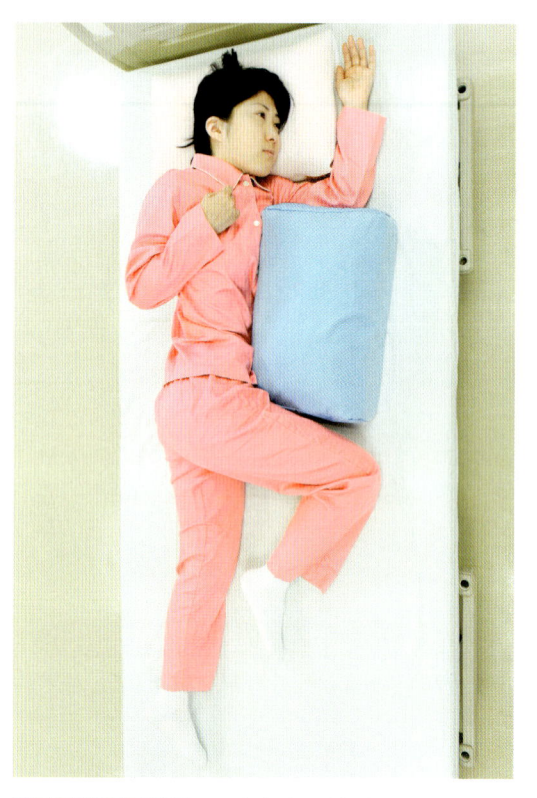

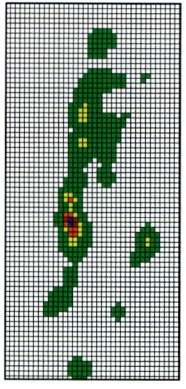

● 上半身の体重を預けるためのポジショニングピロー（Ⓐ）を挿入し、上半身にかかる体圧を分散させる。体圧図から、上半身が支えられ、体側・臀部・大腿部の圧が減少しているのがわかる。しかし、右脇拘縮によって、まだ上半身の体重がポジショニングピローに十分に乗っていない。下半身も体圧が高い状態のままである

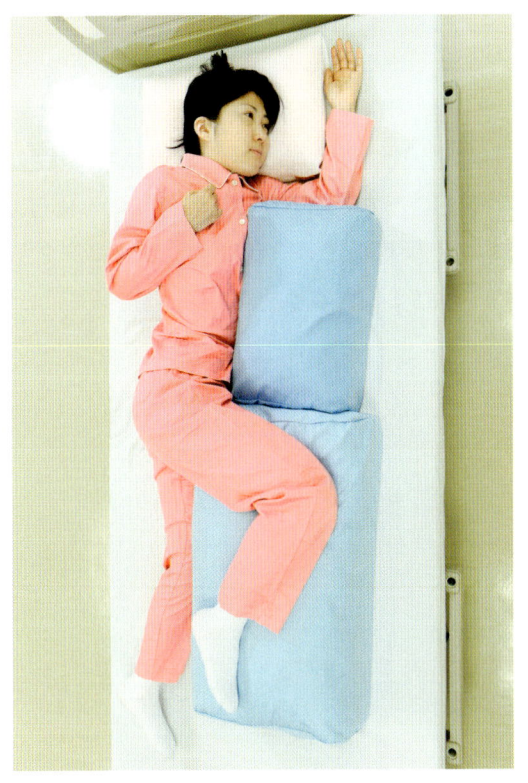

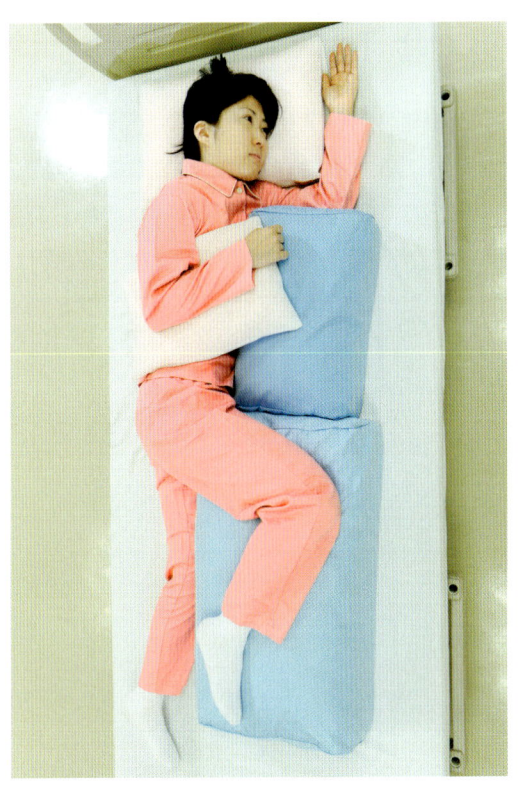

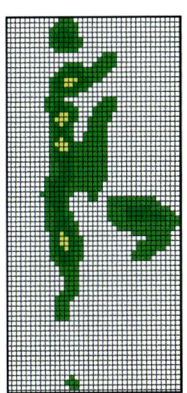

PART 1 ポジショニングのための体位の評価

- 下半身の体重を預けるためのポジショニングピロー（Ⓑ）を挿入する。下肢の拘縮角度に合うように挿入し、下肢をしっかりと乗せる。体圧図から、上半身・下半身ともに支えられ、左側の圧が減少しているのがわかる。しかし、右脇拘縮により上半身がポジショニングピローに十分乗っていないため、上半身は不安定であり、体圧が上昇する要因になっている

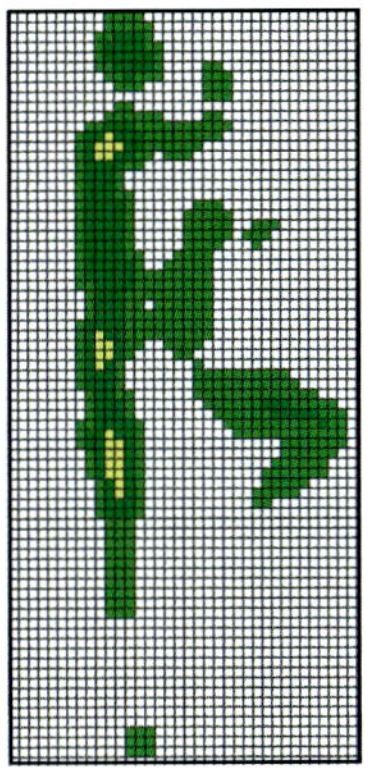

- 右脇拘縮部位にポジショニングピロー（Ⓒ）を挿入し、体位を安定させ、体圧を分散させる。宙に浮いた状態だった右上肢がポジショニングピローによって支えられることで、体側の圧が減少しているのが、体圧図からわかる

使用物品

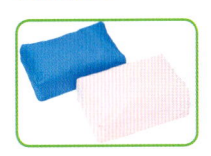

Ⓐ P.128（4）

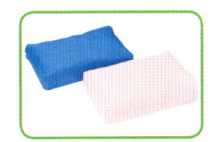

Ⓑ P.128（5）

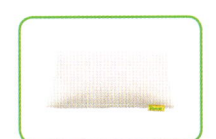

Ⓒ P.128（1・ノーマル）

麻痺患者の場合

ポジショニング後の姿勢のイメージ

　麻痺患者の側臥位では、麻痺側を下にしないようにする。なぜなら麻痺は関節の動きに悪影響を与えるため、拘縮の場合と同様、麻痺側を下にすると骨折や脱臼の原因ともなるからである。また、麻痺側は血液の循環が悪いため、麻痺側を下にすることで循環不良がより増してしまう。

　そこで、患者の麻痺の程度をよく観察し、拘縮の場合と同様なイメージでポジショニングができるよう、使用するポジショニングピローの大きさや厚さを検討する。

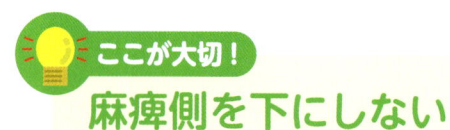

> **ここが大切！**
> **麻痺側を下にしない**

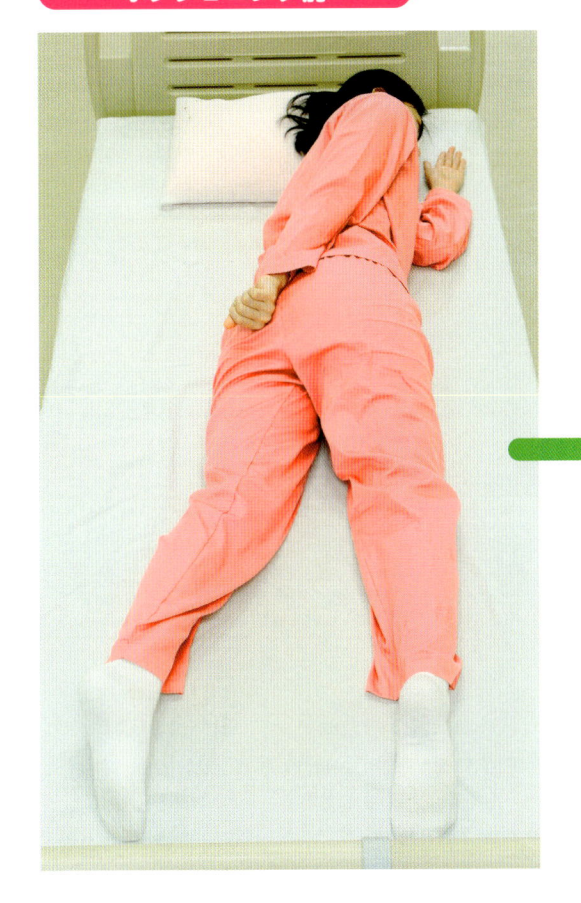

ポジショニング前 → **ポジショニング後**

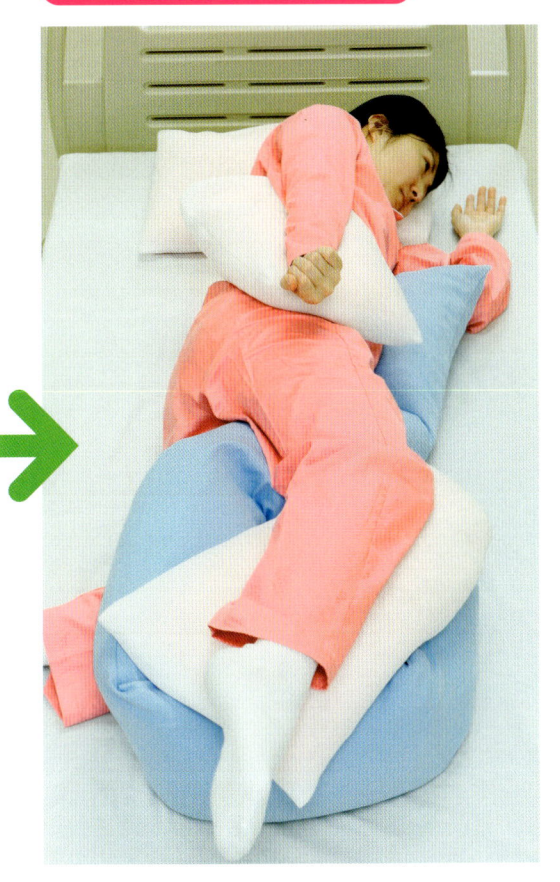

- 左肩部・左腸骨部・左膝部の圧分散についてと、左上肢と右下肢の引っぱられる方向が違うことを考慮し、左体側全体が"面"で支えられ、かつ上半身と下半身がまとまって基底面内に位置する状態をイメージする

PART 1 ポジショニングのための体位の評価

ポジショニング実施時の体圧変化

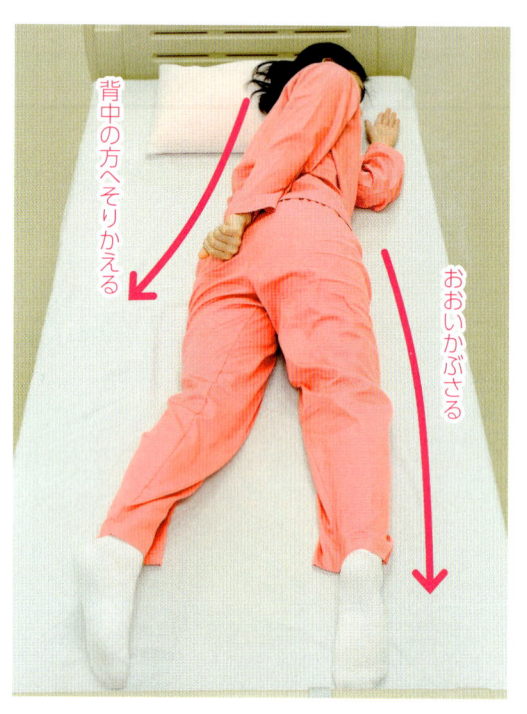

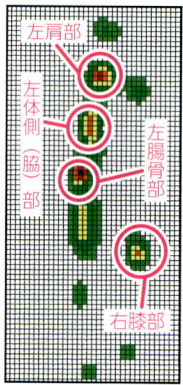

左:背中の方へそりかえる / おおいかぶさる

- ポジショニング前。背中の方へ引っぱられている右上肢のために上半身が左側臥位をとりきれていない。一方右下肢は深くおおいかぶさっているために下半身のねじれが大きい。そのために左肩部、左腸骨部などの圧が上昇している

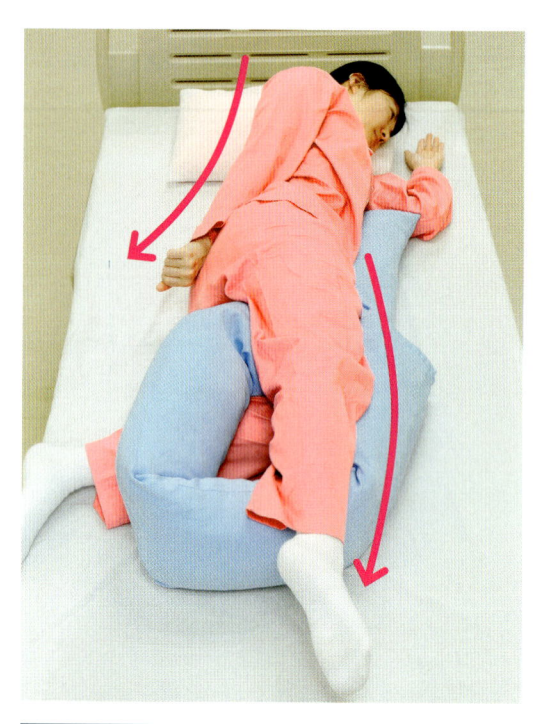

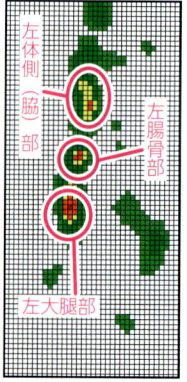

（体圧マップ：左肩部、左体側（脇）部、左腸骨部、右膝部）

- 上半身から下半身までを支えるポジショニングピロー（Ⓐ）を挿入。しかし、ポジショニングピローが薄いために左腸骨部の圧が十分に分散されていない。右上肢は背中の方へ引っぱられ、右下肢は足元のほうへ引っぱられており、身体のアライメントは不良である。上半身のバランスが悪く、筋肉も緊張した状態になっている

（体圧マップ：左体側（脇）部、左腸骨部、左大腿部）

2 ポジショニング後の体位に影響する要因とその評価

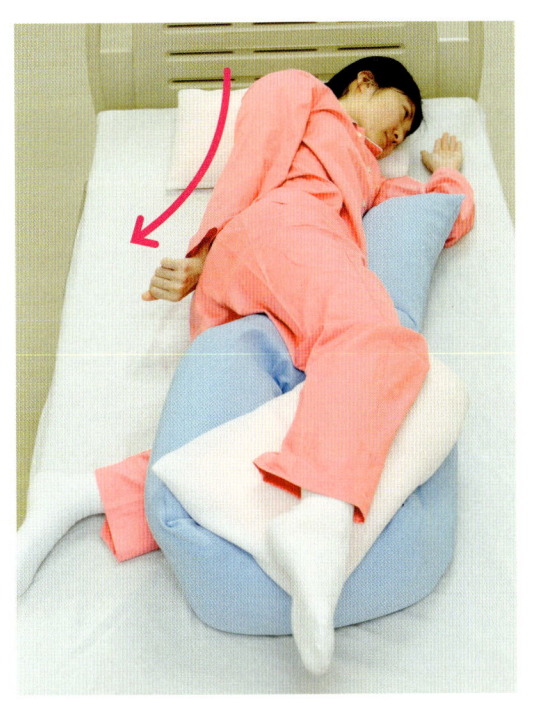

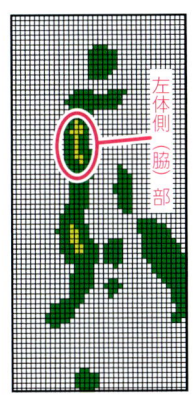

- 下半身をしっかり支えるためにポジショニングピロー（Ⓑ）を追加。依然として右上肢が背中の方へ引っぱられているため、上半身のバランスが悪い

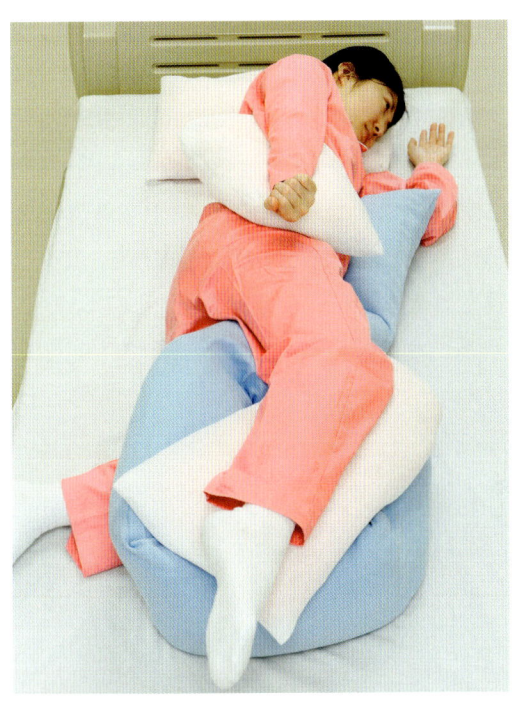

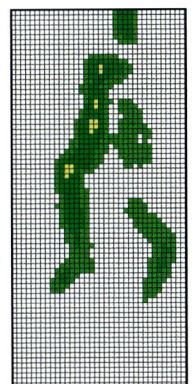

左体側（脇）部

- 右上肢の下にポジショニングピロー（Ⓒ）を追加し、右上肢を体幹内に置くことで身体のバランスをとることができる

使用物品

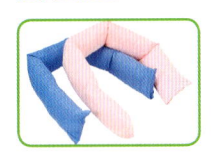

Ⓐ P.129（9）

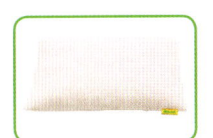

Ⓑ P.128（1・ラージ）

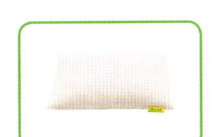

Ⓒ P.128（1・ノーマル）

PART 1 ポジショニングのための体位の評価

③ 座位

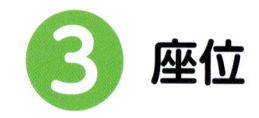

健常者と拘縮や麻痺のある患者との違い

　健常者は、マットレスの背上げ角度に応じて、背部から臀部にかかる圧やずれを、自分で、特に意識することなく調整しながら、安楽な座位姿勢をとることができる。しかし、麻痺や拘縮、寝たきりなどにより筋力が低下している患者は、背上げに伴って生じる圧やずれにうまく対応することが難しい。圧やずれにうまく対応できないと、苦痛が生じて座位姿勢がくずれるばかりか、ポケットを伴う褥瘡発生の原因ともなる。したがって、背部の「背抜き」を「必ず」実施しなくてはならない。同様のことは下肢にも起こるので、下肢の置き直しも必ず行う。

> **ここが大切！**
> **背上げ後は背抜き・下肢の置き直しを必ず行う**

背上げ時に生じる圧の変化

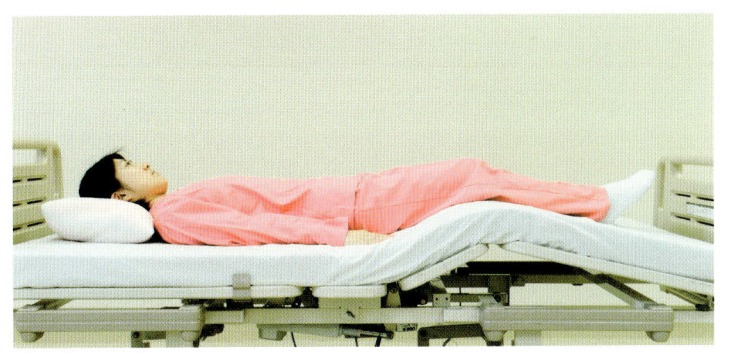

● 膝上げ25度
両下肢の体圧分散が良くなる

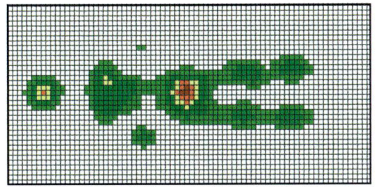

● 背上げ30度
背上げにより身体が下方に下がることで臀部に圧の上昇がみられる。背部の圧も徐々に高くなってきている

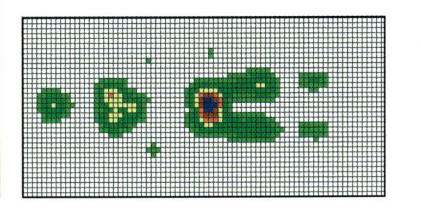

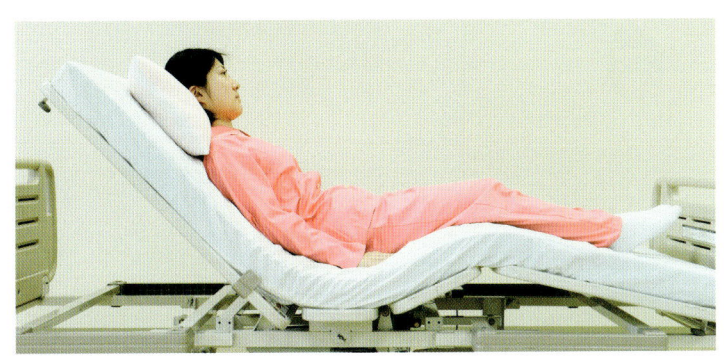

● 背上げ45度
背上げの角度が高くなるほど圧とずれ力が増加するため、臀部と背部の圧は一層高くなっている

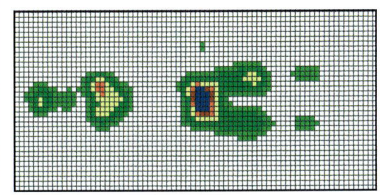

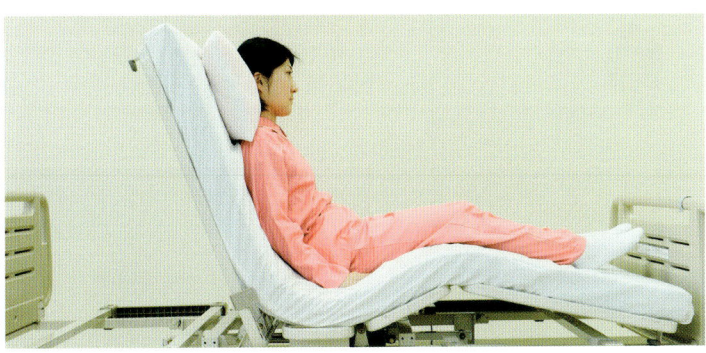

● 背上げ70度
臀部と背部にかなり高い圧がかかっていることがわかる

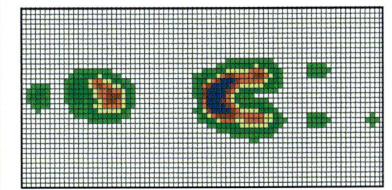

PART 1　ポジショニングのための体位の評価

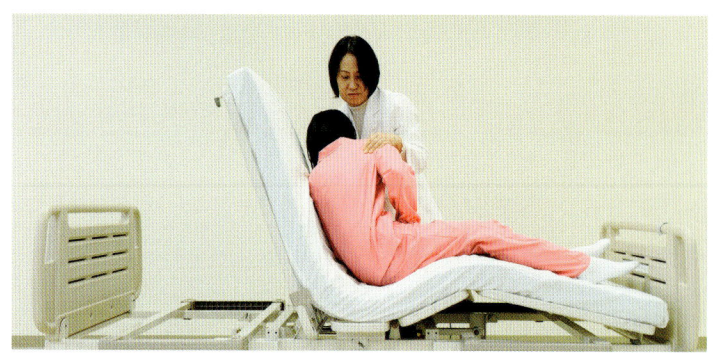

2 ポジショニング後の体位に影響する要因とその評価

● 背抜き①
背抜きにより、背部にかかっている圧とずれ力が減少する

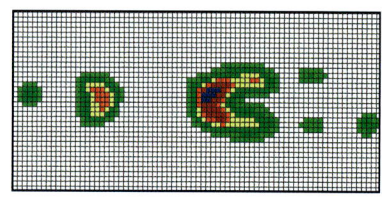

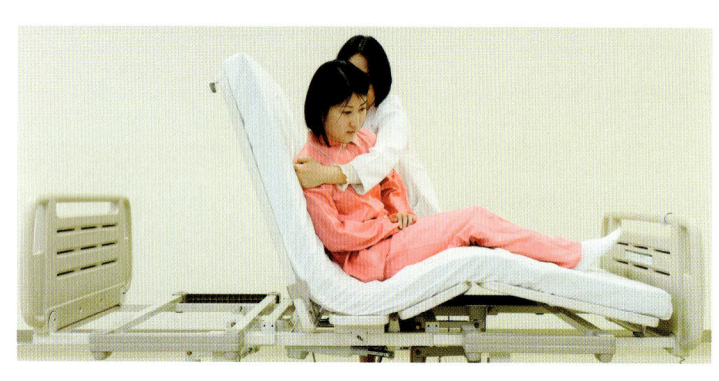

● 背抜き②
背部の張り付きの除去や除圧をむらなく行うために、背抜きは片側だけでなく、左右両側で行う

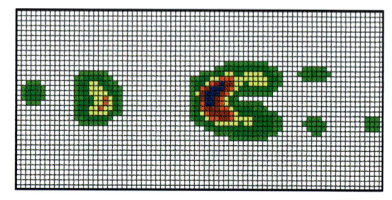

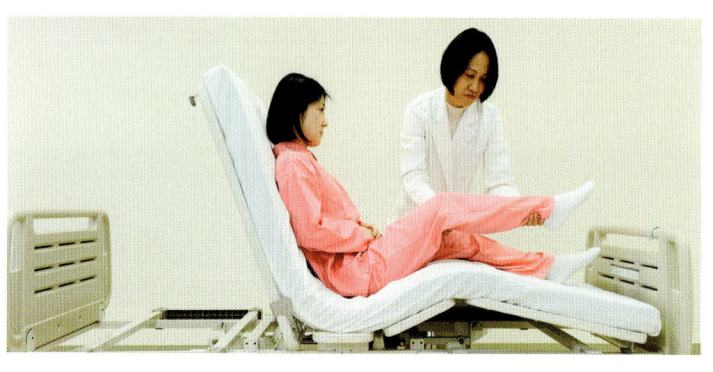

● 下肢の置き直し①
臀部にかかっている圧を取り除くために、下肢の置き直しを行う

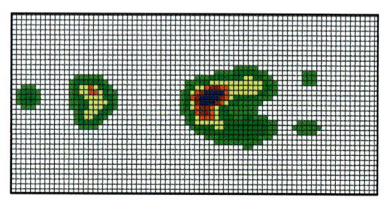

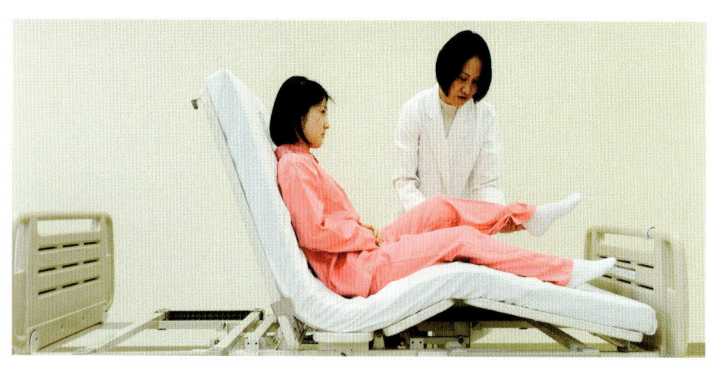

● 下肢の置き直し②
臀部の圧に左右差が生じないよう、下肢の置き直しは左右両側で行う

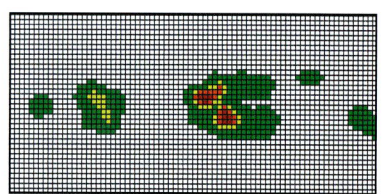

拘縮患者の場合

ポジショニング後の姿勢のイメージ

　拘縮部位を保護しながら「背抜き」を行う。その後、身体のねじれを調整し、拘縮による部分圧迫を回避できるよう、ポジショニングピローの挿入角度と厚さを検討する。

ポジショニング前

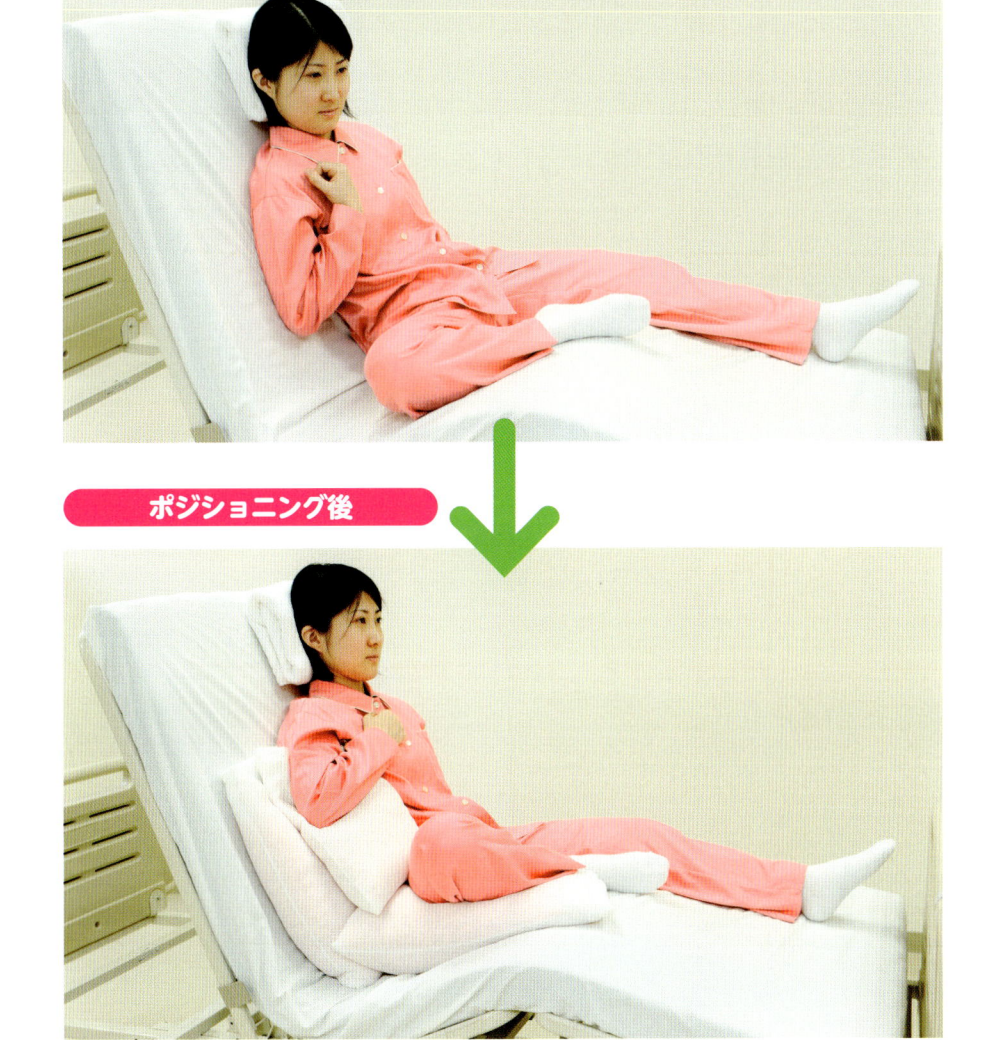

ポジショニング後

- 右側に傾いている上半身と、右側へねじれている臀部の傾きを調整することを考慮し、右側全体が"面"で支えられるようなポジショニングピローの挿入を意識する

PART 1　ポジショニングのための体位の評価

ポジショニング実施時の体圧変化

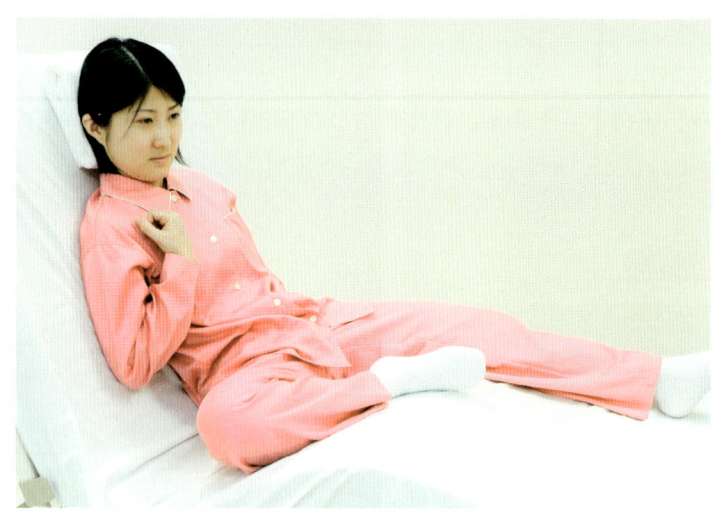

- ポジショニング前。膝上げ、背上げの順にベッドの角度を調節した後、背抜きを行う。背抜きの際には、拘縮部位に過度の外力を与えて、痛み発生や骨折等を起こさないよう行う。上半身が拘縮側（右側）へねじれているため、その部分の体圧が上昇している。臀部についても上半身のねじれに引っぱられ（接触面積が狭くなるため）圧が上昇する

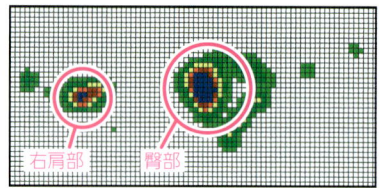

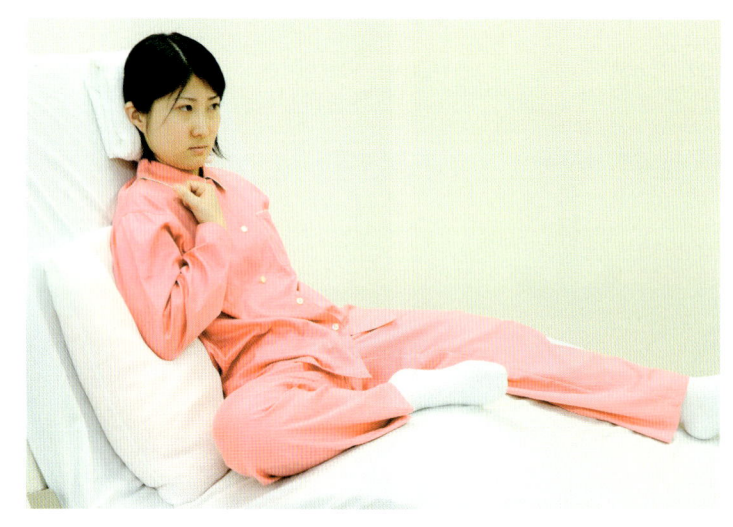

- 右上肢にポジショニングピロー（Ⓐ）を挿入して上半身のねじれの調整を行う。しかし、まだ下半身のねじれとそれに引っぱられ、臀部の接触面積が狭いままのため圧の上昇は解消されていない

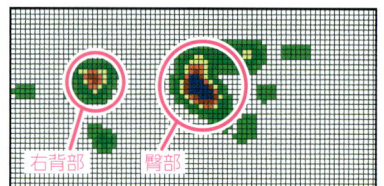

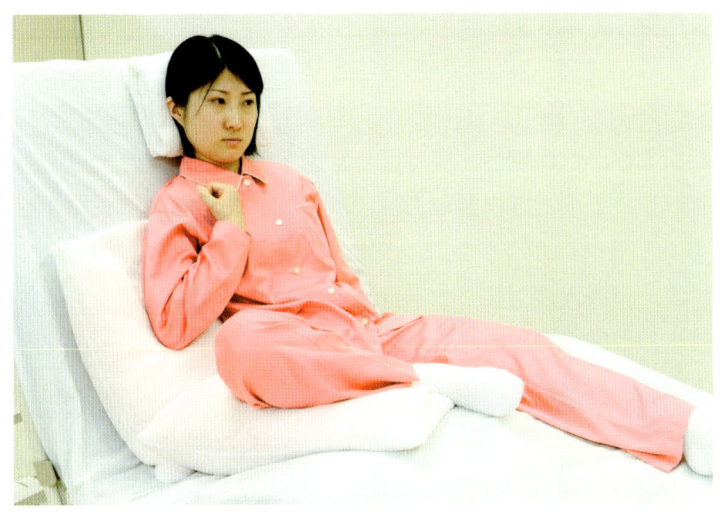

- 下半身のねじれと圧を調整するために、厚さと挿入角度を考慮しながら右下肢にポジショニングピロー（Ⓐ）を挿入する

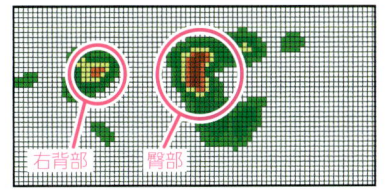

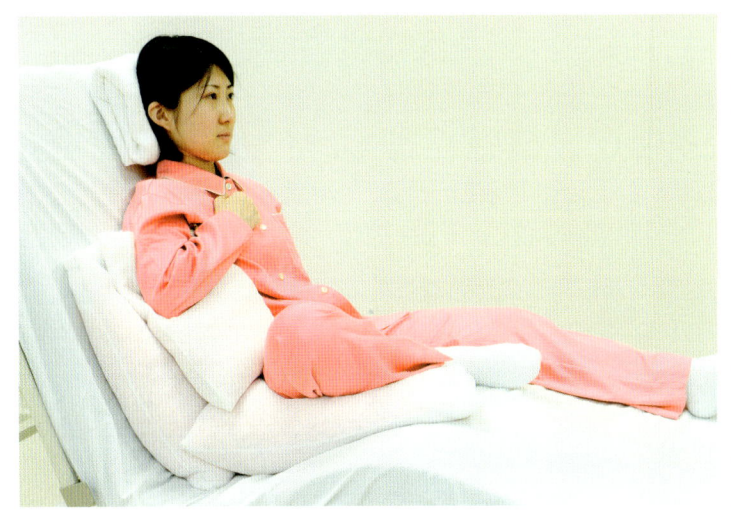

- 体圧の調整はできていても右上肢の支えが不十分なために、患者は安楽感が得られていない。拘縮した右上肢を支えるポジショニングピロー（Ⓑ）を挿入する。ポジショニングピローの挿入により背部圧が減少している

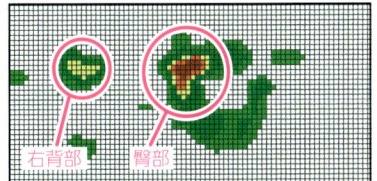

使用物品

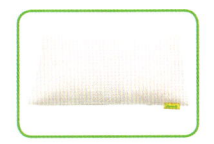

Ⓐ P.128（1・ラージ）　　Ⓑ P.128（1・ノーマル）

PART 1　ポジショニングのための体位の評価

麻痺患者の場合

ポジショニング後の姿勢のイメージ

　麻痺患者の場合も拘縮患者の場合と同様に、座位にした際に「背抜き」を行う。麻痺患者は、上肢や下肢が突っぱっていることもあるが、この場合、突っぱった上下肢をひとまとまりのものとイメージしてポジショニングを行う。このとき重要なのは、ポジショニングピロー挿入を上手にイメージして行うことである。上肢へのポジショニングピローの挿入が下肢（下半身）の除圧、下肢へのポジショニングピローの挿入が上肢（上半身）の除圧というように相互に影響することもあるため、上肢や下肢への単独のアプローチと考えずに、ひとまとまりに捉えることが重要である。このときに身体のまとまりが悪いと、かえってポジショニングピローが接する部分の体圧を上昇させてしまう。

ここが大切！
突っぱった上下肢はひとまとまりに捉える

ポジショニング前

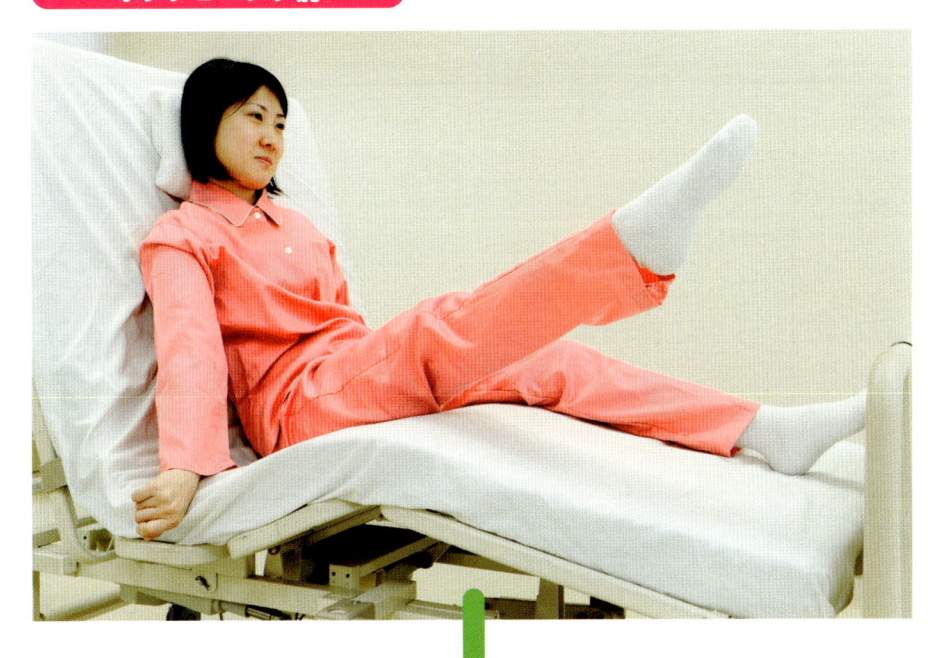

ポジショニング後

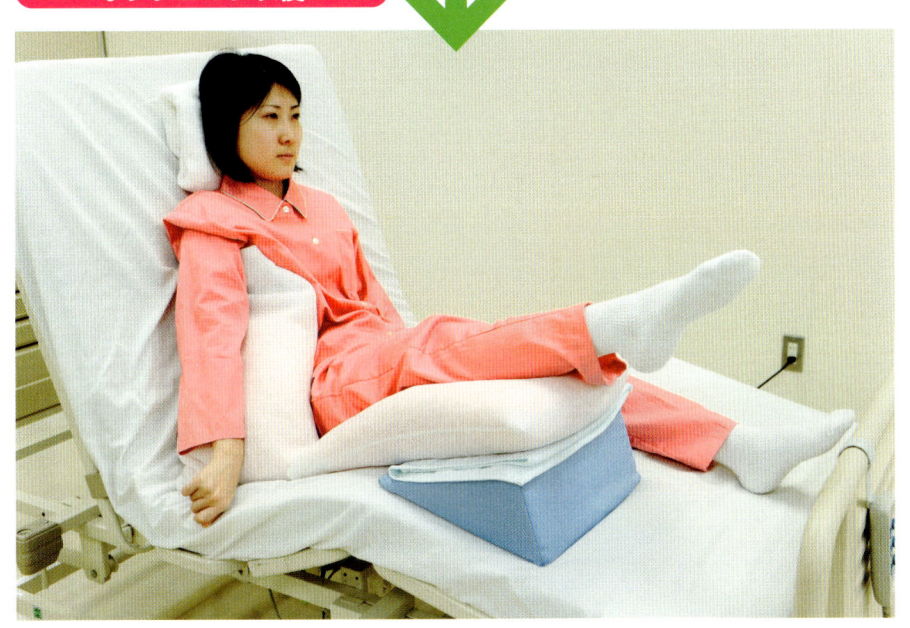

- 麻痺のある右上肢側と右下肢側の隙間を埋めるようなポジショニングピローの挿入を意識する。反対側の上半身・下半身への影響を小さくすることをイメージしながら行う

PART 1 ポジショニングのための体位の評価

ポジショニング実施時の体圧変化

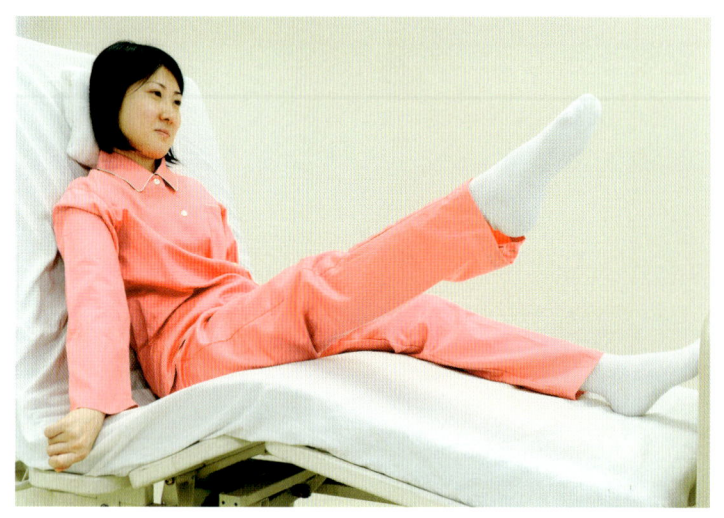

- ポジショニング前。右肩部と右臀部圧が上昇

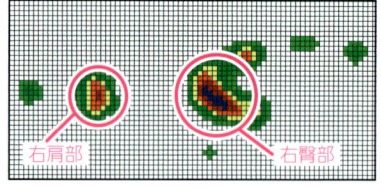

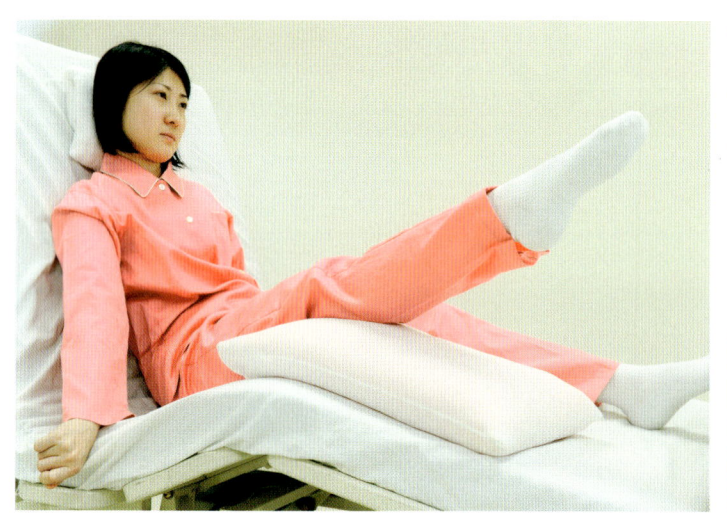

- 右臀部圧を分散させるためにポジショニングピロー（Ⓐ）を挿入する。しかし、右膝下の支えがないために右大腿部圧の上昇がみられ、安楽感も得られない

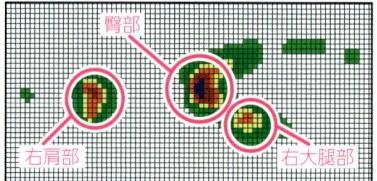

2 ポジショニング後の体位に影響する要因とその評価

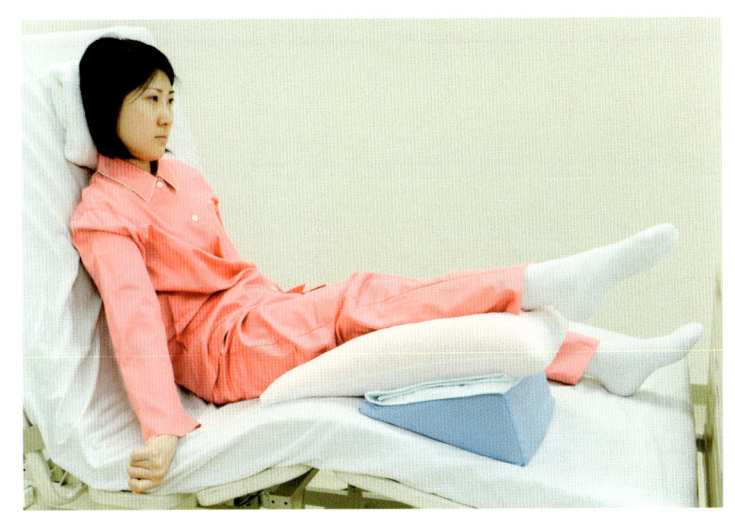

- 先に挿入したポジショニングピローの下側にもう一つポジショニングピロー（Ⓑ）を挿入し、右下肢全体を支える。この際、ポジショニングピローと下肢が接する面はできる限り平面となるように留意する。ポジショニングピローを重ねて使用する場合は、間にタオルをはさんで滑らないようにする（P.47参照）

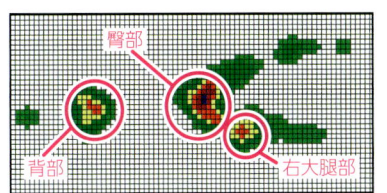

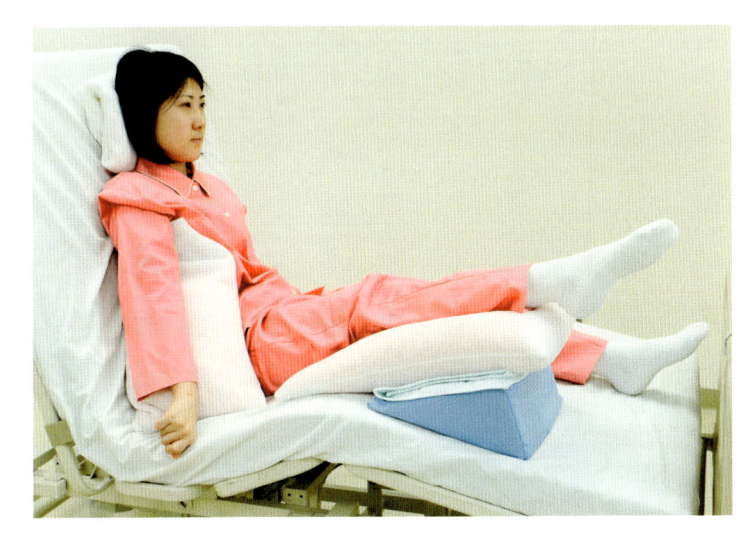

- 右上肢を支えるポジショニングピロー（Ⓐ）を挿入する。このポジショニングピローは麻痺側へ体重がかかり身体が右側へ傾斜するのを防ぐ役割もある。右上肢を支えたことで、右膝部の圧が減少している。このように、ポジショニングピローの上肢への挿入が下肢（下半身）の除圧、下肢への挿入が上肢（上半身）の除圧というように相互に影響する

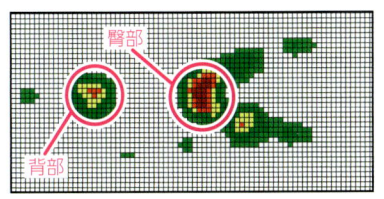

使用物品

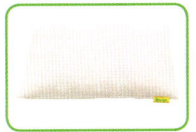

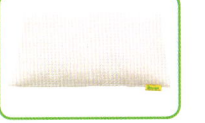

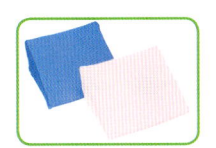

Ⓐ P.128（1・ラージ）　Ⓑ P.128（3）

PART 1　ポジショニングのための体位の評価

PART 2
よりよいポジショニングのためのポイント

PART 2　よりよいポジショニングのためのポイント

1 ポジショニングの効果を向上させる4つのポイント

　ポジショニングは、患者一人ひとりの状態をしっかり観察し、適切にアセスメントしたうえで実施する必要がある。ポジショニングの技術もまた、患者一人ひとりに合わせて提供することになるが、一方で、ポジショニングの技術には共通するポイントがある。そのポイントとは、①基本姿勢に近づけること、②支えられ感（支持性）をもたせること（ポジショニングピローで支えること）、③動きを妨げないこと（自由に動くことができるスペースをつくること）、④心地よい体位保持のための環境を整えること、の4つである。
　ここでは、これら4つのポイントを写真を使って解説する。

❶ 基本姿勢に近づける

　正しい姿勢・体位とは、「基本姿勢」であり、安定している姿勢・体位である。そして、この安定は基底面の広さによってもたらされる。つまり、基底面が広い体位は、重心線が基底面内におさまり体位が安定するとともに、上下肢を動かした場合にも体位の安定をもたらす。したがって、さまざまな体位で基底面が広がり、筋肉などが弛緩した姿勢を保つことが重要になる。
　しかし、拘縮や麻痺などの身体損傷がある場合、十分に上下肢を使い、各体位に応じた基底面の広さを確保しづらい。その場合には、補助として使用するポジショニングピローを身体の一部として見立てて、可能な限り広い基底面（接触面積）を確保することができるようポジショニングすることが必要となる。
　つまり、「基本姿勢」に近づけることが、ポジショニングのポイントである。

基本姿勢（拘縮患者の完全側臥位の場合）

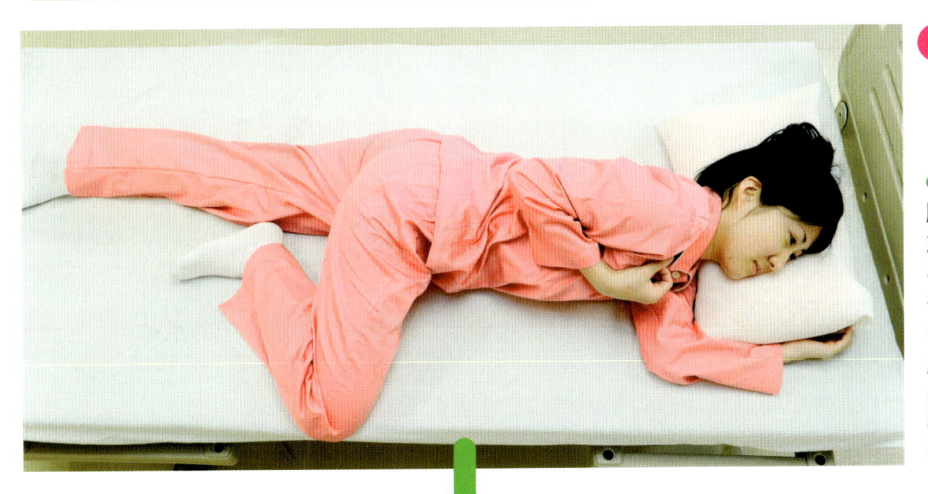

ポジショニング前

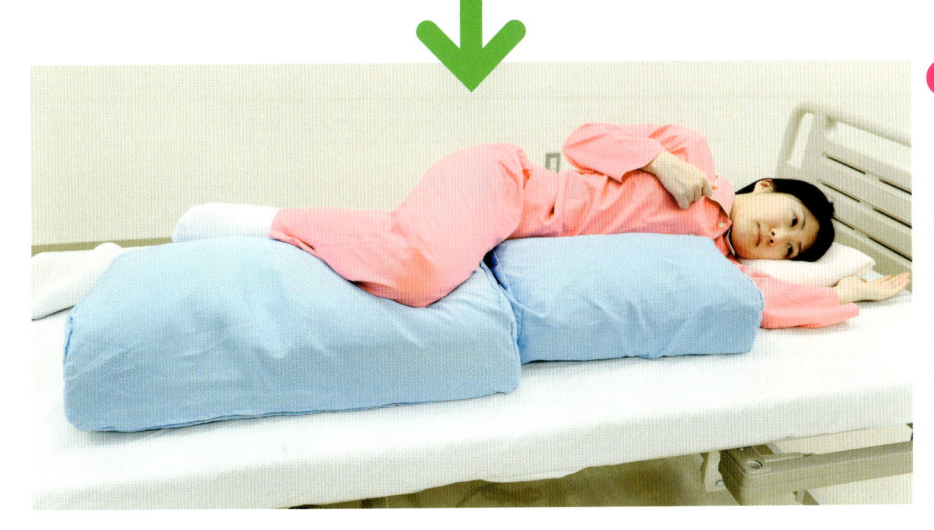

- 拘縮によって上肢が屈曲しているため、上肢を広げることができない。そこで、可能な限り下肢を広げて基底面を広げ、安定と安楽が得られる姿勢をイメージする

ポジショニング後

- 上半身、下半身にポジショニングピローを接触させることで安定感が増す。また、下半身の体重がポジショニングピローに乗るように下肢を置くことで、基底面を広げる

ここが大切！
**基底面を広げるために
ポジショニングピローを身体の一部に見立てて使用する**

PART 2　よりよいポジショニングのためのポイント

② 支えられ感（支持性）をもたせる

　安楽の条件の一つに、筋肉の弛緩がある。筋肉の弛緩は、安全で安心できる姿勢を得たときに生じる。拘縮や麻痺があると筋肉の弛緩が起きにくいのは、このような姿勢が得られないからでもある。そこで、安定感のあるしっかりしたポジショニングピローに身体を預けられるようにする。この際、重要になるのは、身体を預けることができる①大きさか、②厚さか、③素材かに留意し、各体位に応じてポジショニングピローを使い分けることである。大きさは、拘縮や麻痺など、種々の身体損傷の条件に柔軟に対応できるものを選ぶ。厚さや素材は、底付きをせず体重をしっかり支え分散させるものを選ぶことが重要である。

　つまり、ポジショニングピローをうまく使い、「支えられ感（支持性）をもたせる」ことが、ポジショニングのポイントである。

支えられ感を妨げる要因

①ポジショニングピローの厚さが足りない
②ポジショニングピローの形状がくずれやすく、安定が悪い
③ポジショニングピローの素材が適正でない
④ポジショニングピローの幅が足りず、全身が支えられていない
⑤ポジショニングピローに乗せる位置が正しくない

ここが大切！
支えられ感を出すには、安定感のあるポジショニングピローにしっかり身体を預けるようにする

1　ポジショニングの効果を向上させる4つのポイント

支えられ感を妨げる要因

①ポジショニングピローの厚さが足りない

　ポジショニングピローの厚さが足りないと、たとえば側臥位になったときには、下肢が膝のほうへ引っぱられてしまい、下肢の一部（たとえば、大腿とポジショニングピローの間）に隙間が生じる。これでは体重を側臥位面と膝の2点で支えることになり、ポジショニングピローに均等の体重がかからず、体圧が均等に分散されない（写真❶）。適切な厚さのポジショニングピローを使用すれば、下肢が隙間なく接するため、接触面積を十分にとることができる。したがって、体圧が均等に分散される（写真❷）。

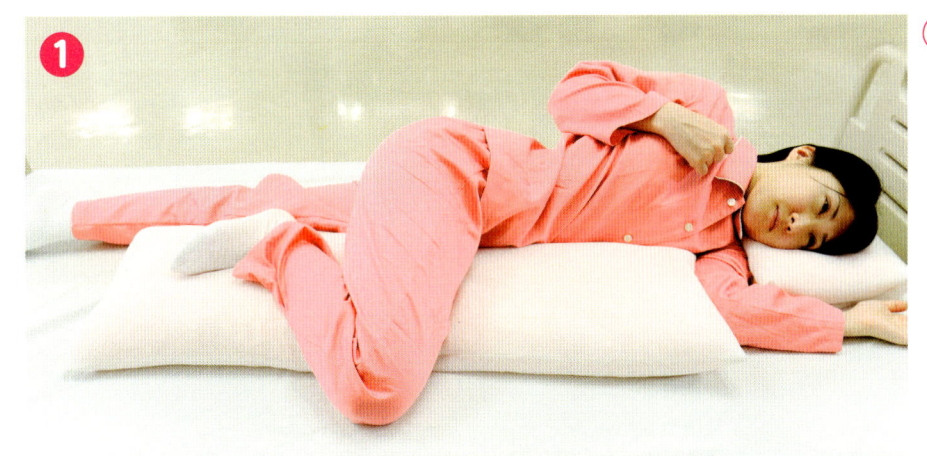

悪い例
- ポジショニングピローが1つでは厚みが足りず、ポジショニングピローと下肢（大腿）の間に隙間が生じるため、支えられ感がない

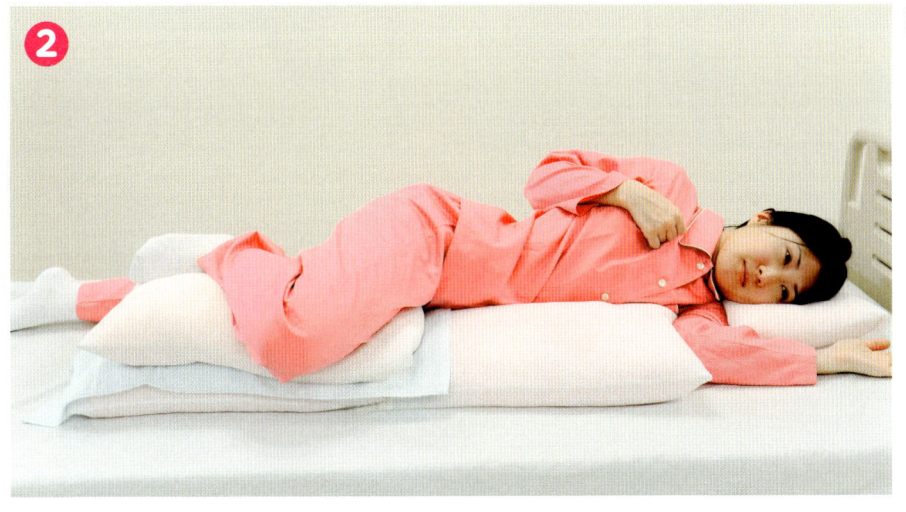

良い例
- 適切な厚みにすることでポジショニングピローと下肢（大腿）との間の隙間がなくなり、支えられ感が得られる

②ポジショニングピローの形状がくずれやすく、安定が悪い

　ポジショニングピローの厚さが十分でも、形状がすぐにくずれてしまうようでは身体を安定させることができず、支えられ感を確保することができない。支えられ感をもたせるためには、十分な厚さとともに、使用するポジショニングピローの形状が変化しないようにしなければならない。

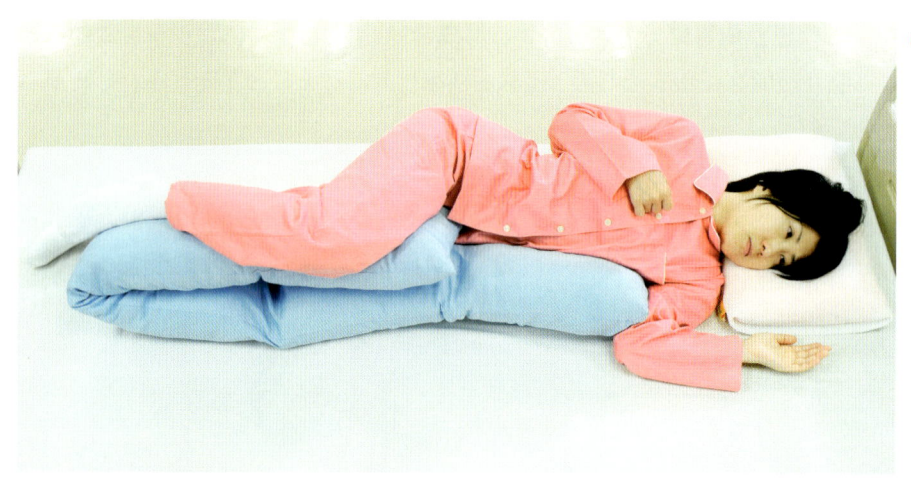

悪い例

● スネーク状のポジショニングピローを折り曲げて厚さを調整して使用している。しかし、ポジショニングピローのカバーが滑りやすい素材のために滑ってポジショニングピローの形状がくずれ、姿勢もくずれていく

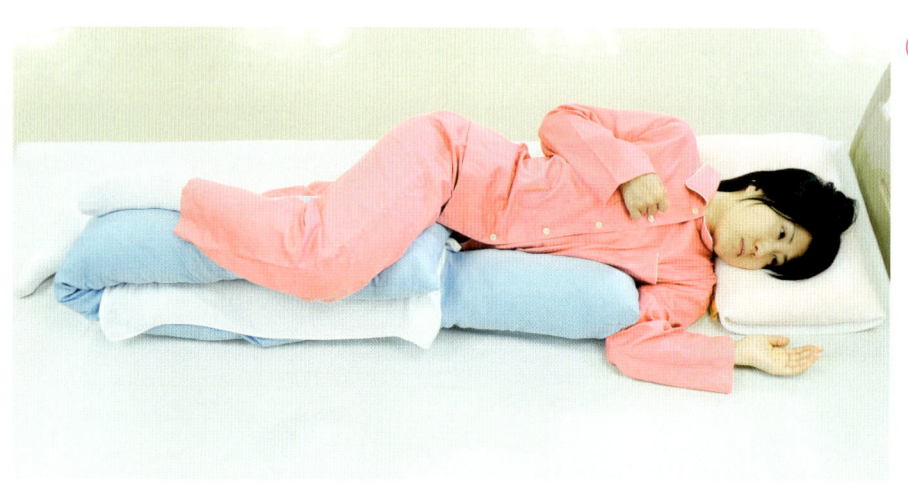

良い例

● ポジショニングピローを折り曲げた箇所にタオルをはさむことで滑りを防ぐことができ、ポジショニングピローの形状のくずれも起こりにくくなる

1 ポジショニングの効果を向上させる4つのポイント

One アドバイス Point　ポジショニングピローの形状がくずれないようにする工夫

ポジショニングピローを重ねて使用する場合

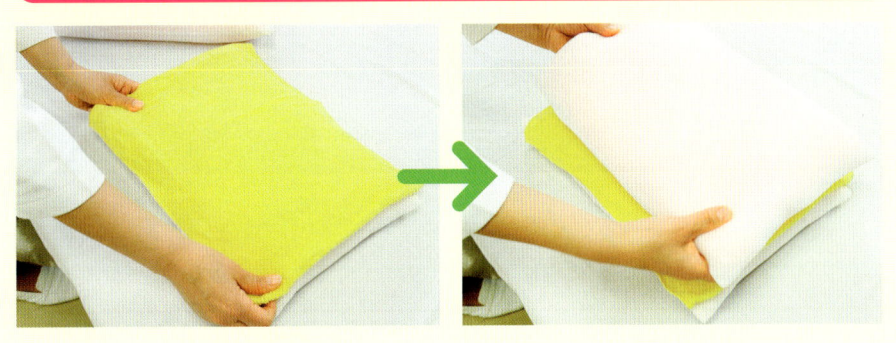

- ポジショニングピローの表面が滑りやすい素材の場合、直接、身体に触れないほうのポジショニングピローをタオルで巻くか、2つのポジショニングピローの間にタオルをはさむようにする。タオルをはさむ場合、タオルの面積をポジショニングピローの面積に合わせる

時間とともに形状がくずれるのを防ぐ方法

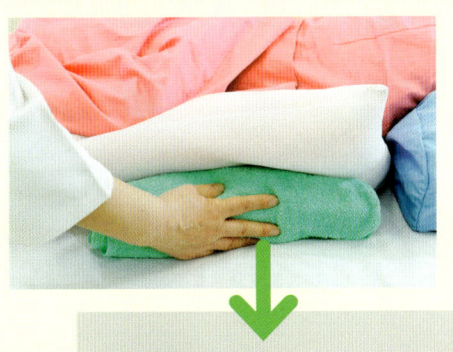

- ポジショニングピローとベッドの間にバスタオルなどを折りたたんで挿入することで、時間の経過によりポジショニングピローが滑り出ることを防止できる。また、ポジショニングピローの厚さが足りない場合にはタオルで厚みを出すこともできる

- タオルは摩擦の原因となるので、決して身体に接しないようにする

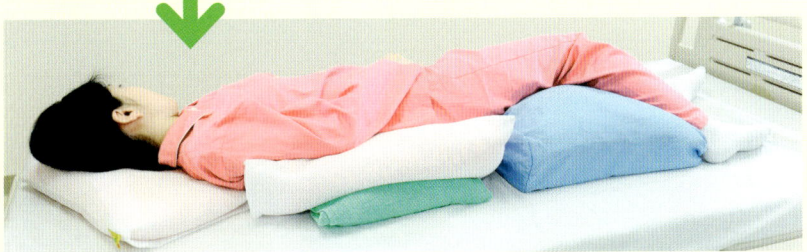

PART 2　よりよいポジショニングのためのポイント

③ポジショニングピローの素材が適正でない

　ポジショニングピローの素材が、柔らかいものであったり、流動しやすいものの場合、局部に圧がかかると使用しているうちに中割れや底付きを起こし、ポジショニングピローの体圧分散効果が得られなくなる。

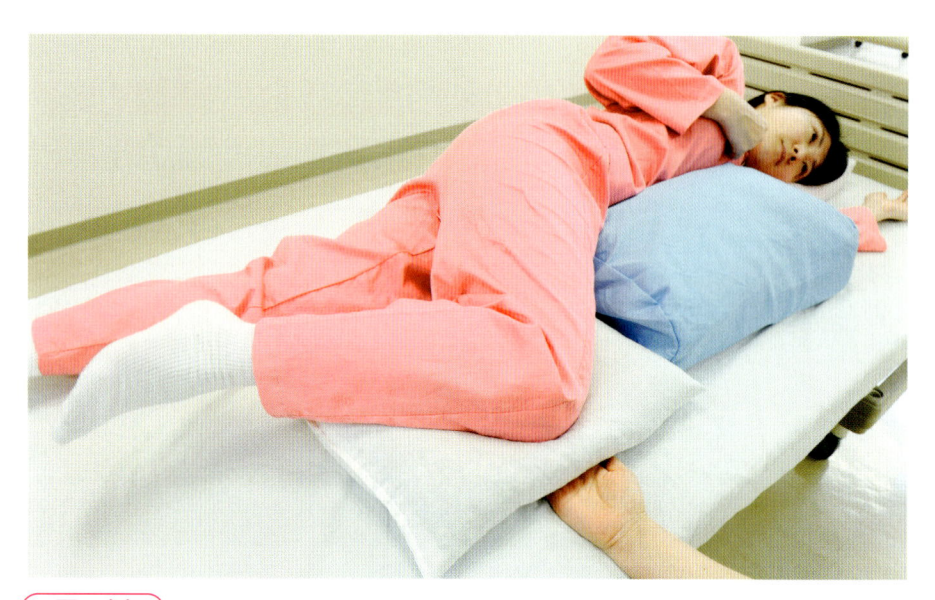

悪い例　● 標準枕を使用。素材が流動しやすいために膝部が底付きしている

④ポジショニングピローの幅が足りず、全身が支えられていない

　ポジショニングピローは、たとえ厚さが十分であっても幅が適切でなければ全身を支えることができない。写真のケースでは、右上肢が浮き、右膝がベッドに接触している状態で、右半身がしっかり支えられていない。これでは、左肩と左大転子部の体圧が高くなり、結果として、全身が支えられないことになる。

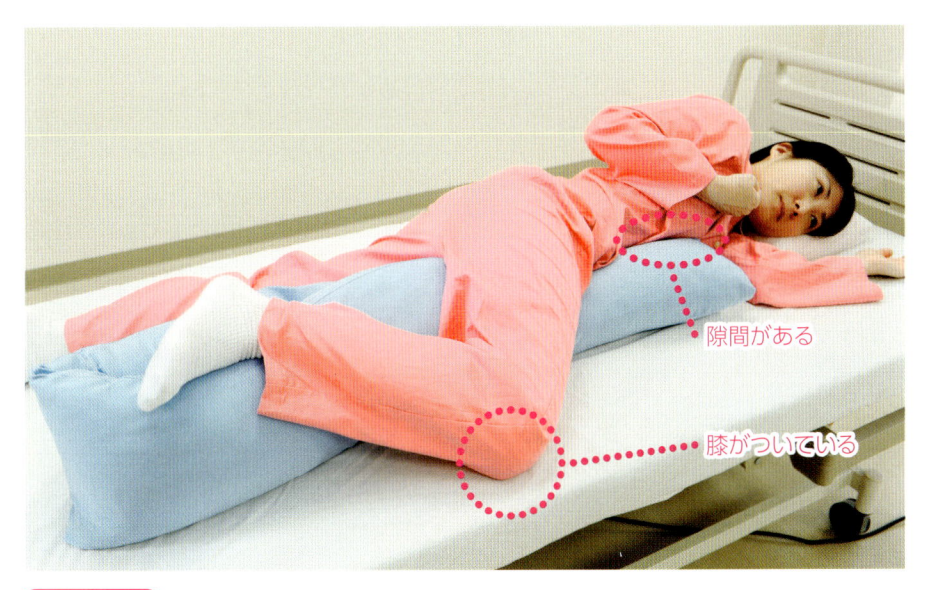

隙間がある

膝がついている

悪い例 ● ポジショニングピローの幅が不十分なため右半身が支えられず、結果として全身が支えられていない

⑤ポジショニングピローに乗せる位置が正しくない

　ポジショニングピローは、「はさんで」使用するというより、基本的には「乗せる」あるいは「敷き込む」ようなイメージで使用する。ポジショニングピローで支えられ感をもたせるためには、その部位を完全にポジショニングピローに乗せる必要がある。ポジショニングピローからはみ出るようでは、体重をポジショニングピローに肩代わりしてもらえない。また、浅く乗せた場合にも体重を十分にポジショニングピローへ預けることができない。

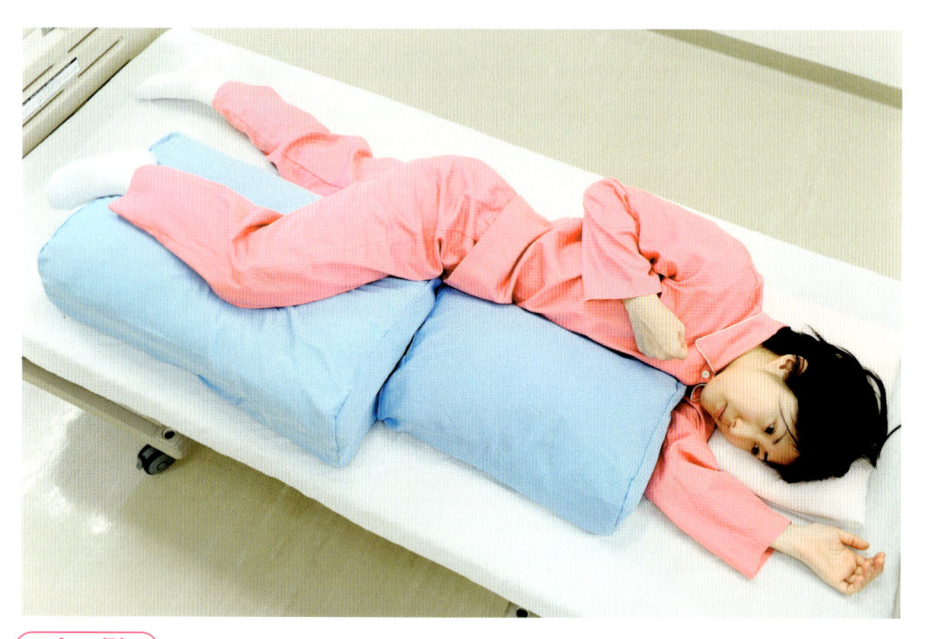

良い例 ● 適切な位置。しっかり支えられるように下肢がポジショニングピローの中心に乗っている

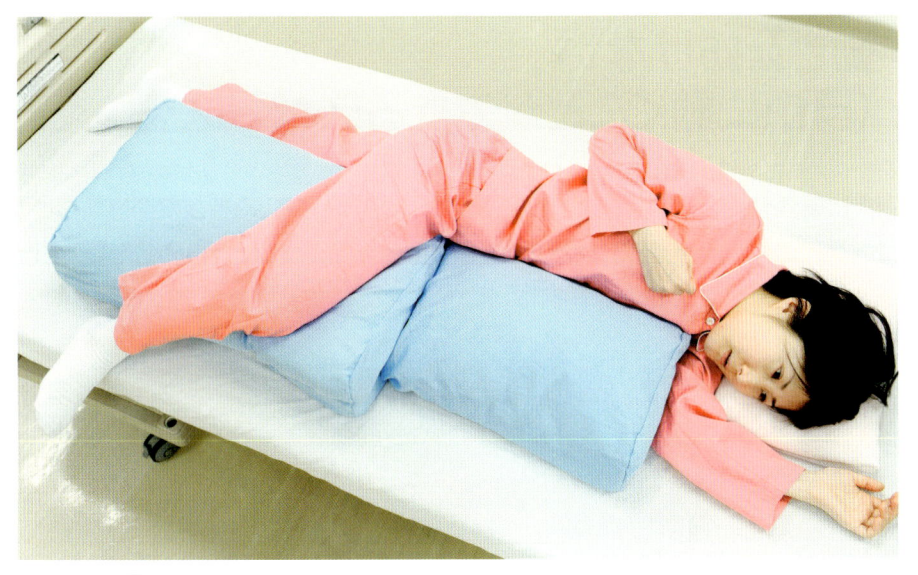

悪い例① ● 下肢へのポジショニングピローの挿入が深すぎる。下肢がポジショニングピローから落ちてしまっている

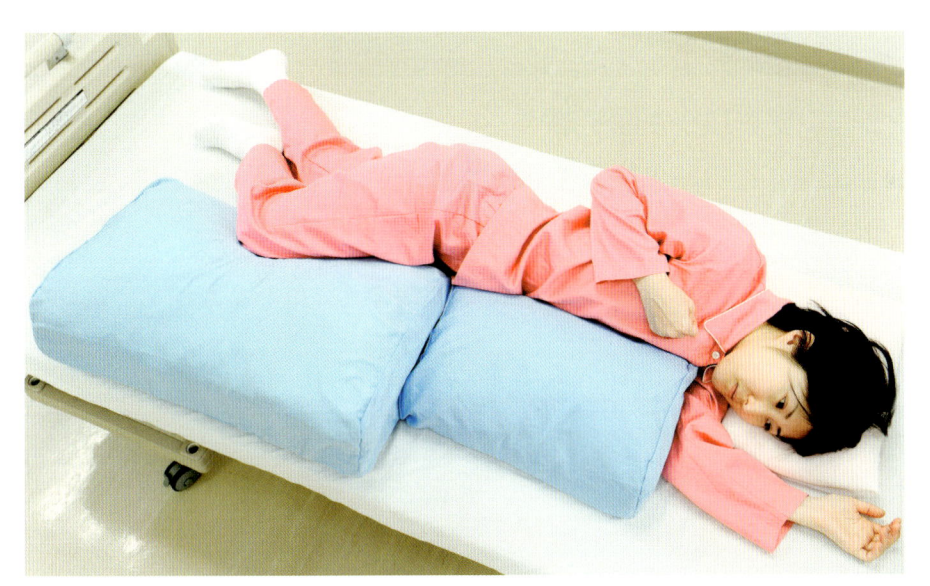

悪い例② ● 下肢へのポジショニングピローの挿入が浅すぎる。下肢がわずかしかポジショニングピローに乗っていない

PART 2 よりよいポジショニングのためのポイント

③ 動きを妨げない
　（自由に動くことができるスペースをつくる）

　身体を適度に動かせることは患者に安楽感を与える。すなわち、患者が安楽感をもつためには、ポジショニングピローで身体を固めすぎず、自分で身体を動かすこと（自動運動）ができるスペースをつくる必要がある。このことは同時に、動くことに対する患者の自律意識を刺激し、廃用症候群の予防にもつながる。

　安楽かつ自動運動を制限せず、必要な部位への支持ができるように、ポジショニングピローの挿入位置や深さなどに留意する。特に、肩関節や股関節など大きな関節に筋力が少しでもある場合、自由な動きが行える部位へのポジショニングピロー使用は、関節固定（動きの制限）にならないように工夫する必要がある。

　つまり、動きを妨げない（自由に動くことができるスペースをつくる）ことが、ポジショニングのポイントである。

動きを妨げる要因

①ポジショニングピローが厚すぎる
②ポジショニングピローの挿入位置が上すぎる
③背部にポジショニングピローを置く
④麻痺患者の健側にポジショニングピローを置く

ここが大切！
**ポジショニングによって
"動ける患者"の動きを妨げることは避ける**

動きを妨げる要因

①ポジショニングピローが厚すぎる

　写真は右側麻痺を想定して、肩から腰にかけてポジショニングピローを挿入しているものである。ポジショニングピローが厚すぎるため、麻痺側の上半身が過度に押し上げられてしまっている。これでは、肩関節の内旋を増強してしまう。

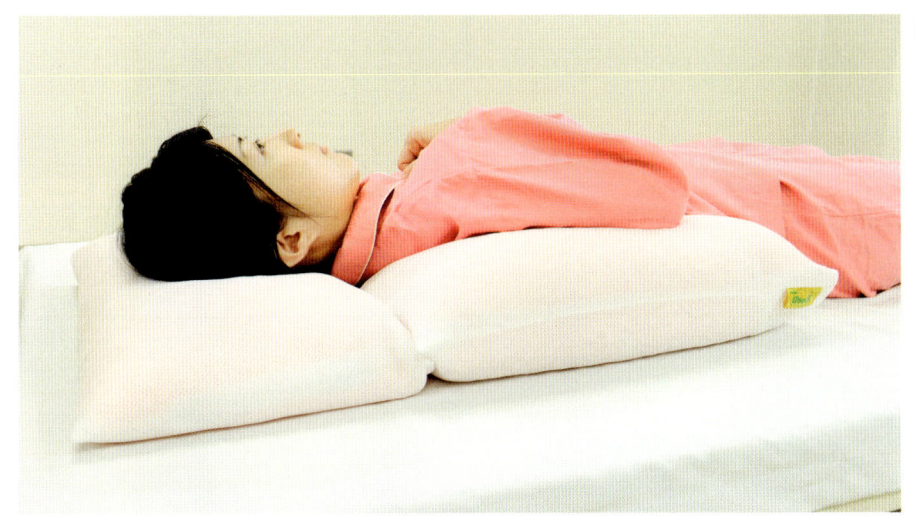

悪い例

- ポジショニングピローが厚すぎるため、右肩から上肢が押し上げられ、肩関節の内旋（内側に入りこむこと）を起こしている。それにより右上肢の動きの範囲が狭められてしまっている

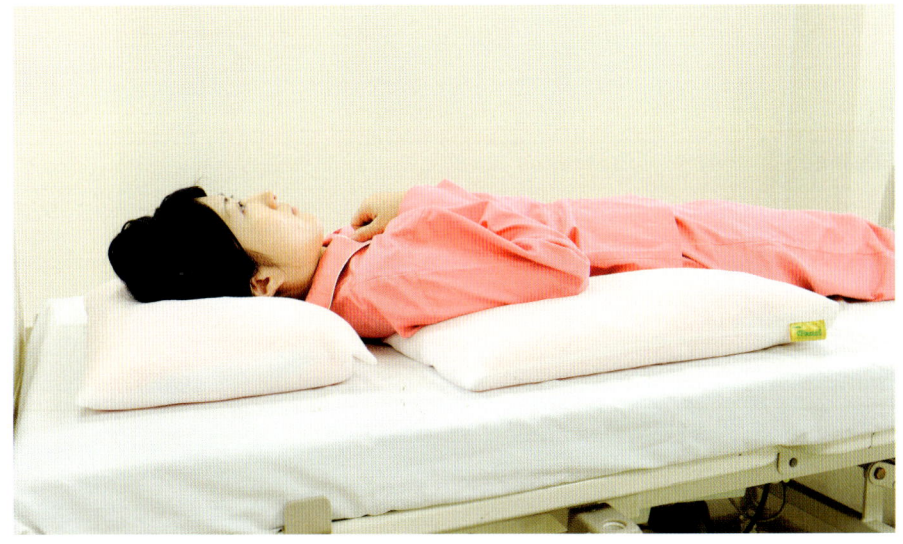

良い例

- 適切な厚さのポジショニングピローが挿入されており、右の肩・上肢はほぼ体幹と水平な位置（中間位）となっている。動きの範囲も可能な限り確保されている

②ポジショニングピローの挿入位置が上すぎる

　肩関節の直下にポジショニングピローを挿入すると、肩関節の可動を制限する。肩関節の周辺に「遊び（少しのゆとりスペース）」ができるようにポジショニングピローを腰のほうにずらして挿入すると、肩関節の可動範囲が確保できる。

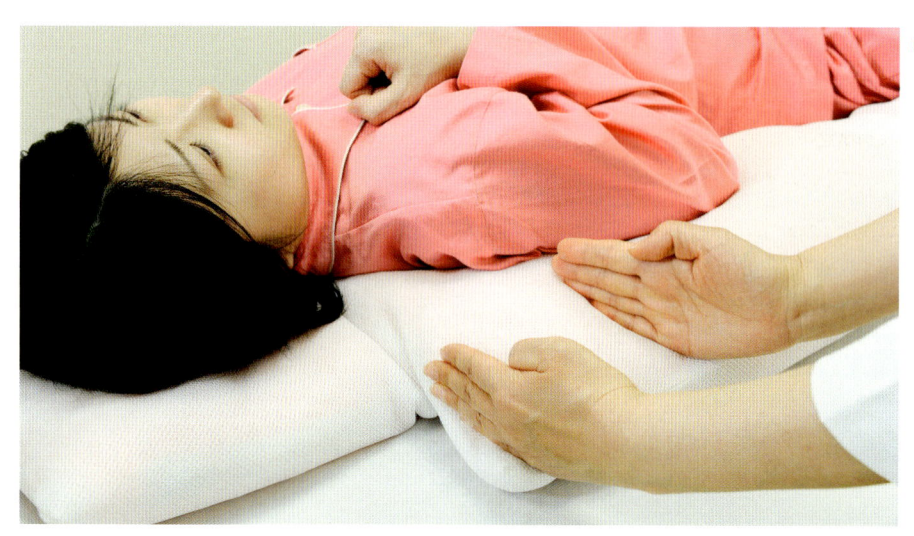

悪い例
- 肩関節の直下にポジショニングピローが挿入され、肩関節の動きが制限されている

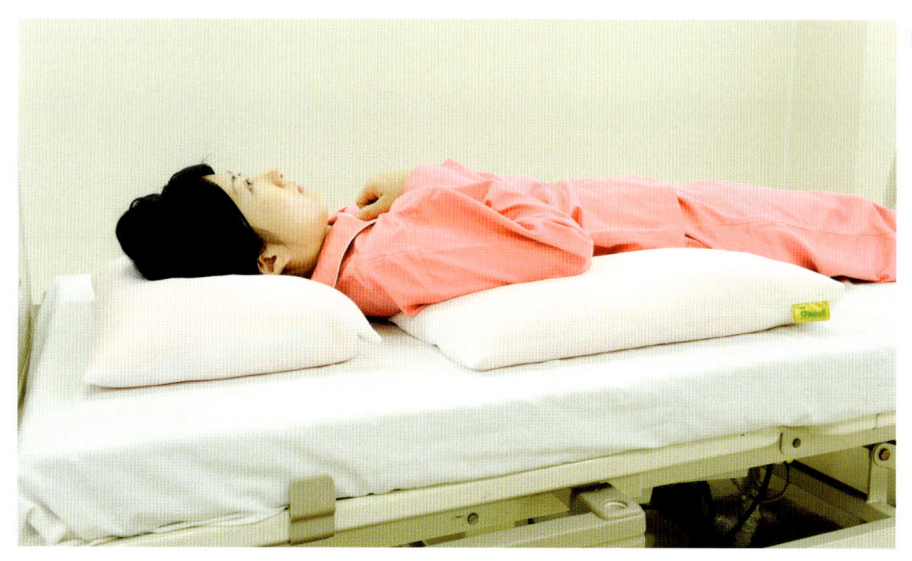

良い例
- 肩関節に遊びのスペースがあるようにポジショニングピローを挿入。肩関節の動きを妨げない

1 ポジショニングの効果を向上させる4つのポイント

③背部にポジショニングピローを置く

　たとえば、左側臥位の場合、身体をしっかり左側へ向け、右下肢を左側へ回せば重心移動が起こるので身体が右側へ倒れることはない。したがって背部にポジショニングピローを置く必要はない。

　逆に、ポジショニングピローを置くことで上半身と下半身をはさみ込み、自由な動きのためのスペースをなくしてしまうことになる。これは圧迫感を与えるだけでなく、むれなどの原因にもなる。

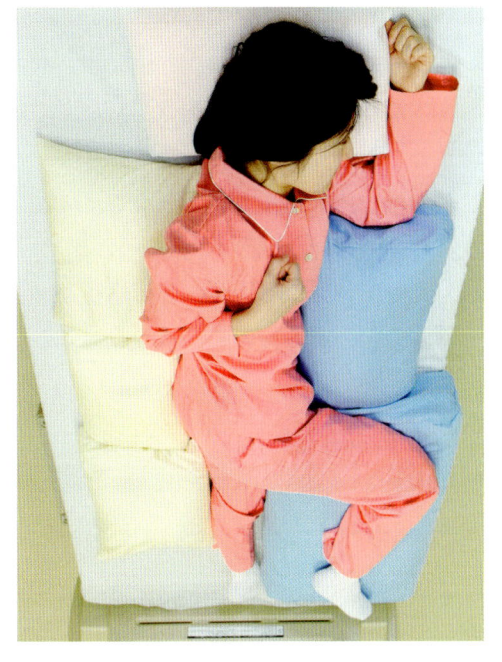

● 背部にある不要なポジショニングピローが患者の動きを妨げる

④麻痺患者の健側にポジショニングピローを置く

　麻痺患者の場合、健側にポジショニングピローを挿入すると、健側の動きが妨げられてしまう。そのうえ、身体が患側に傾くために患側が圧迫され、脱臼や骨折の原因になる。

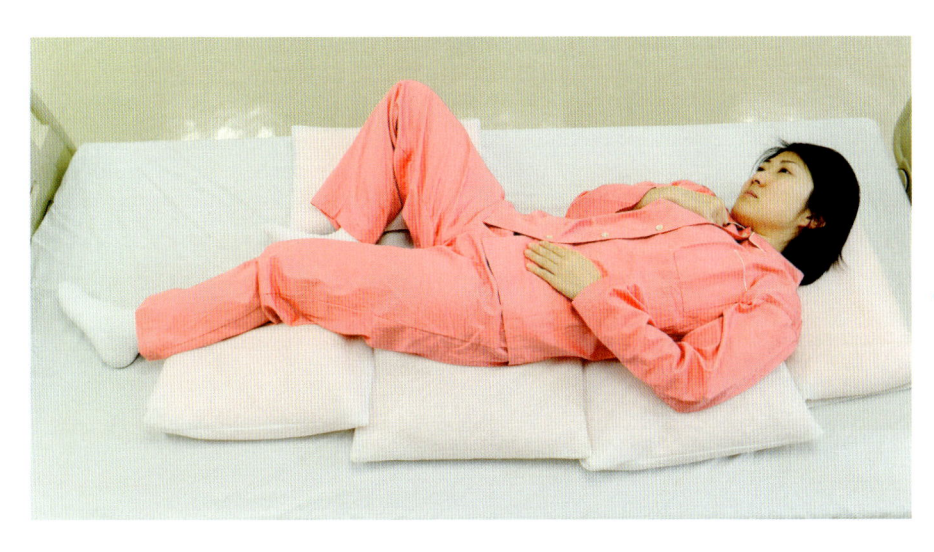

● 健側（左半身）へのポジショニングピローの挿入は健側の動きを妨げる。そのためポジショニングピローの挿入は患側だけにする

PART 2　よりよいポジショニングのためのポイント

④ 心地よい体位保持のための環境を整える

　室内やベッドの環境を整えて、患者に心地よい環境を提供することも「心地よい体位」を援助するポジショニングの重要な要素のひとつである。室内の温度や湿度、また寝床内気候（ベッドのシーツ内の温度や湿度）を快適な状態に保つことはリラクセーション効果を高め、筋肉の緊張を弛ませ、安楽感が得られる。また、寝具や寝衣に生じるしわは部分圧迫の原因となるため、ポジショニングごとにそれを排除する必要がある。
　環境の整備そのものも、ポジショニングのポイントとなる。

心地よさを妨げる要因

①シーツにしわがある
②寝衣にしわがある
③両下肢が重なっている
④枕の高さが低すぎる（高すぎる）

ここが大切！
**部分圧迫の原因となる寝衣や寝具のしわを
しっかり取り除く**

---

1 ポジショニングの効果を向上させる4つのポイント

心地よさを妨げる要因

①シーツにしわがある

シーツのしわは、部分圧迫の原因となり、褥瘡などの皮膚障害を起こす。また、しわの部分圧迫は痛みとなり、痛みは不快感につながる。不快感は筋肉に緊張を起こし、そのため、安楽に過ごすことができなくなる。

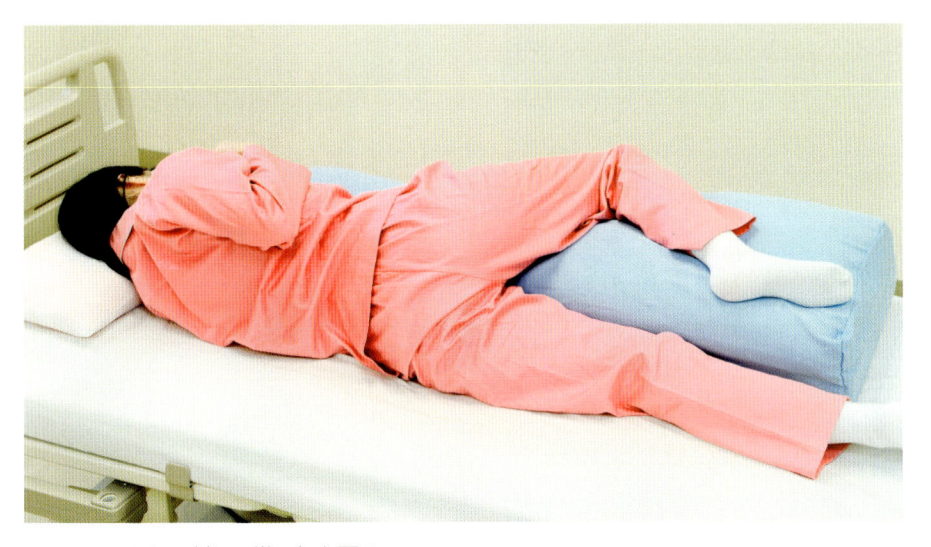

● シーツのしわに対して常に気を配る

②寝衣にしわがある

　シーツのしわと同様、寝衣のしわも部分圧迫を起こすので取り除く。しかし、しわを伸ばす際、寝衣を引っぱってなくそうとすると皮膚にずれ力がかかる。このときに介護用品マルチグローブのような表面が滑らかな手袋を使えば、皮膚にずれ力を起こすことなく、しわを取り除くことができる。具体的には、マルチグローブを装着した手を部分体圧がかかっているところに挿入し、足元のほうへ伸ばすように移動させる。

介護用品マルチグローブの使用法

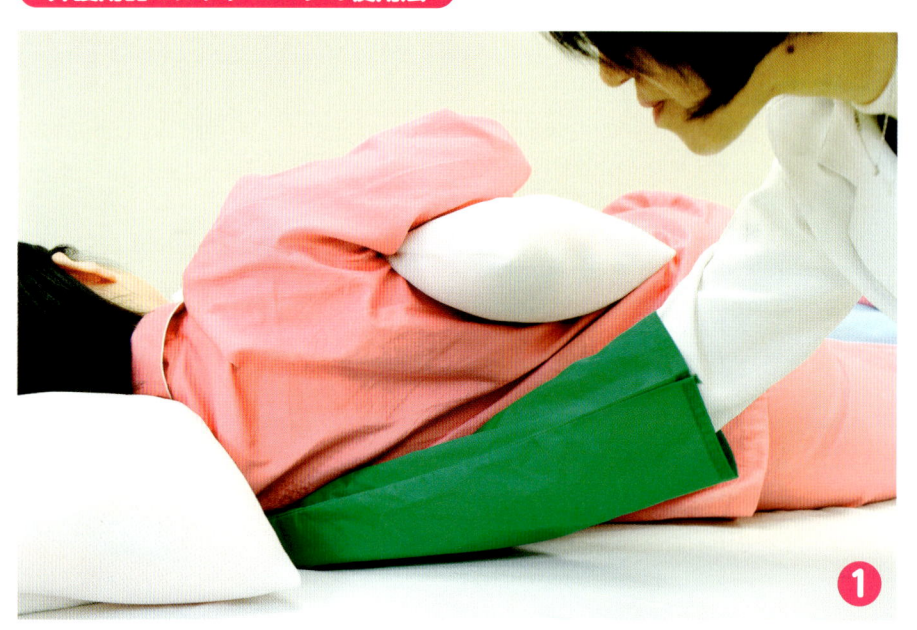

❶
- 体圧がかかっているところに手を挿入する

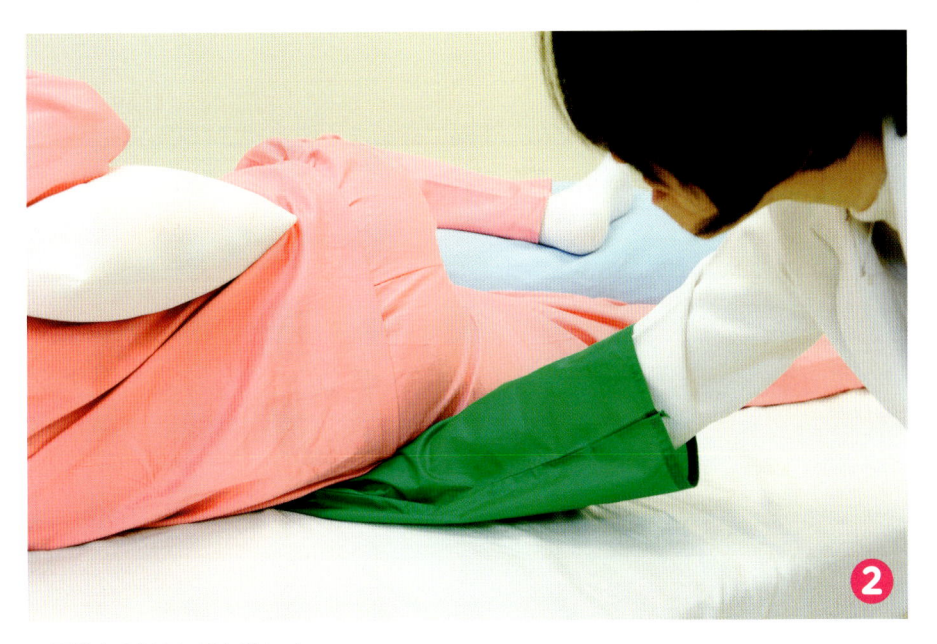

● 下半身のほうに手を動かす

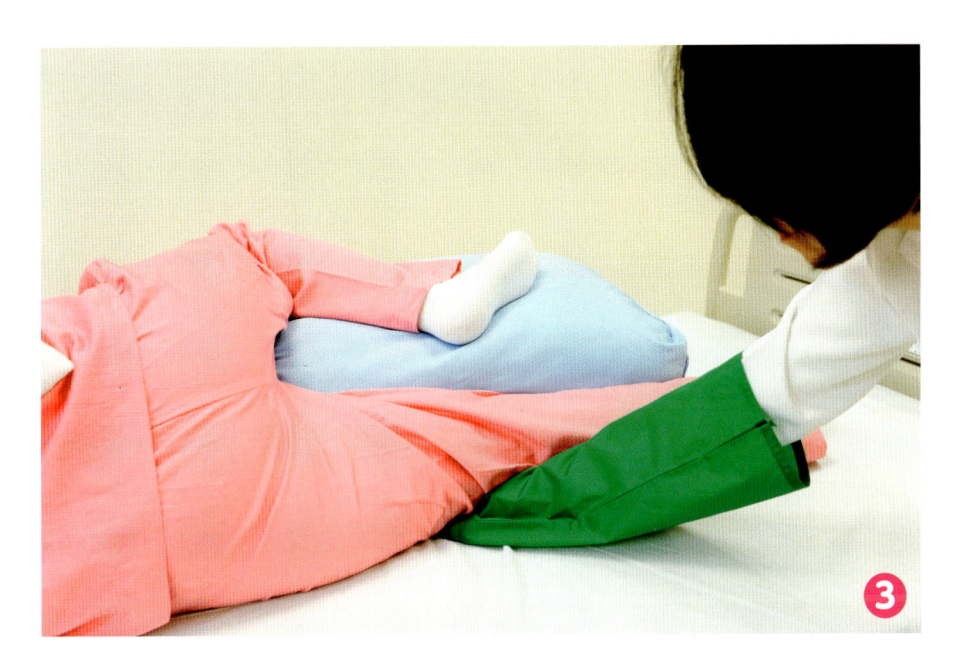

● 足元まで手をもっていく

PART 2　よりよいポジショニングのためのポイント

③両下肢が重なっている

　右下肢と左下肢が直に重なっているため、下側にある左下肢が押されている（写真❶）。これでは膝内側や内踝に部分圧迫が生じる。そこで、両下肢の間にポジショニングピローをはさみ、部分体圧を分散させるようにする（写真❷）。

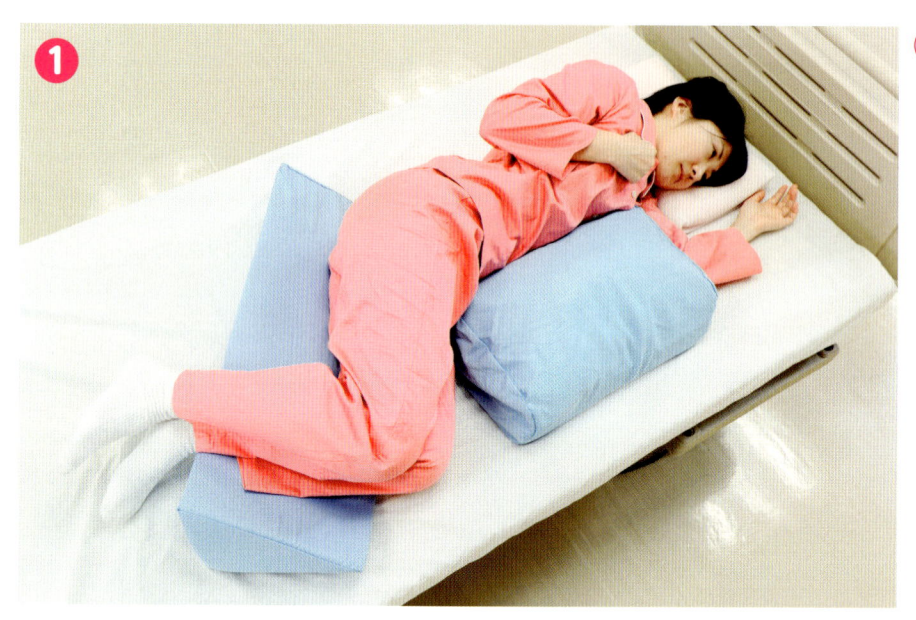

❶

悪い例
- 両下肢が直に重なっている

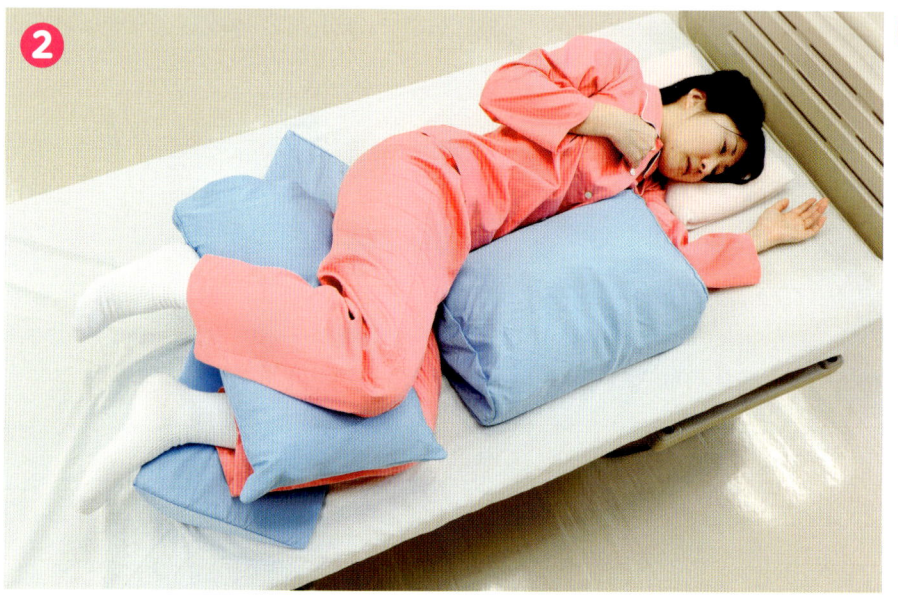

❷

良い例
- 両下肢の間にポジショニングピローをはさむことで左下肢にかかる部分圧迫や両膝内側の部分圧迫を分散させる

ポジショニングの効果を向上させる4つのポイント

One アドバイス Point 心地よい姿勢のための ポジショニングピローの使用例

　ポジショニングピローを下肢の下に挿入しているケース（写真❶）がよくみられるが、この場合、両下肢や両踵が直に重なっているため、どちらも部分圧迫が生じてしまう。そこで、可能なかぎりポジショニングピローを両下肢の間にはさみ込むようにして、圧迫回避に努める（写真❷）。

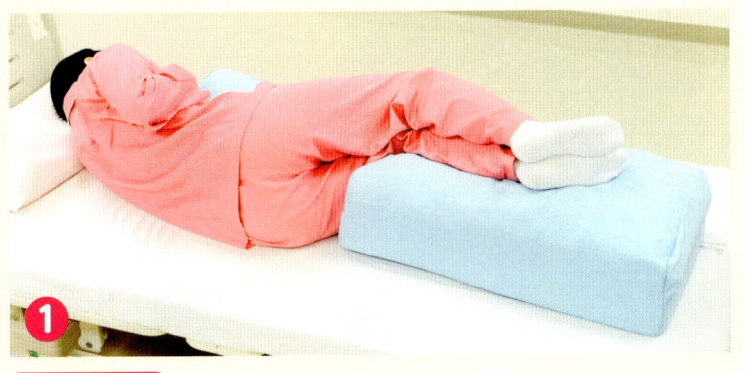

❶ 悪い例
- 両下肢と両踵が直に重なっているため、下側の下肢に圧迫がかかっている

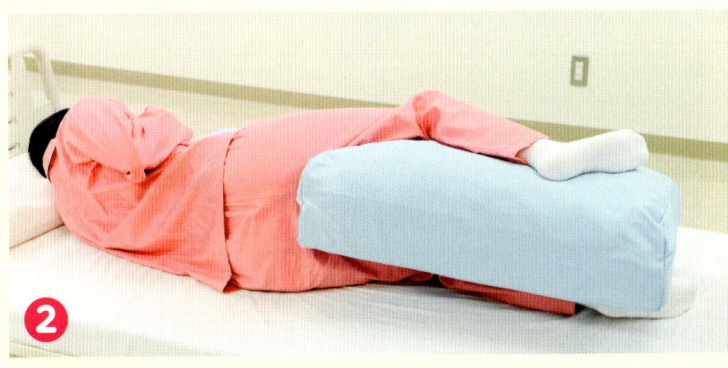

❷ 良い例
- 両下肢間にポジショニングピローを挿入することで圧迫が回避され、心地よさも感じられる

PART 2　よりよいポジショニングのためのポイント

④枕の高さが低すぎる（高すぎる）

　枕の高さは、高すぎても低すぎてもいけない。患者に合わない枕は、支持性の低下や肩こり・頭痛、夜間の中途覚醒などを誘発する[1]。

　仰臥位での枕の高さは、頸椎の前彎（頸椎弧の深さ）に合っていることが重要で、横から見て目、鼻、口を結ぶ線が一直線になるようにする。側臥位では、脊柱と頭部中心線がまっすぐになる高さが、枕の適正な高さである。

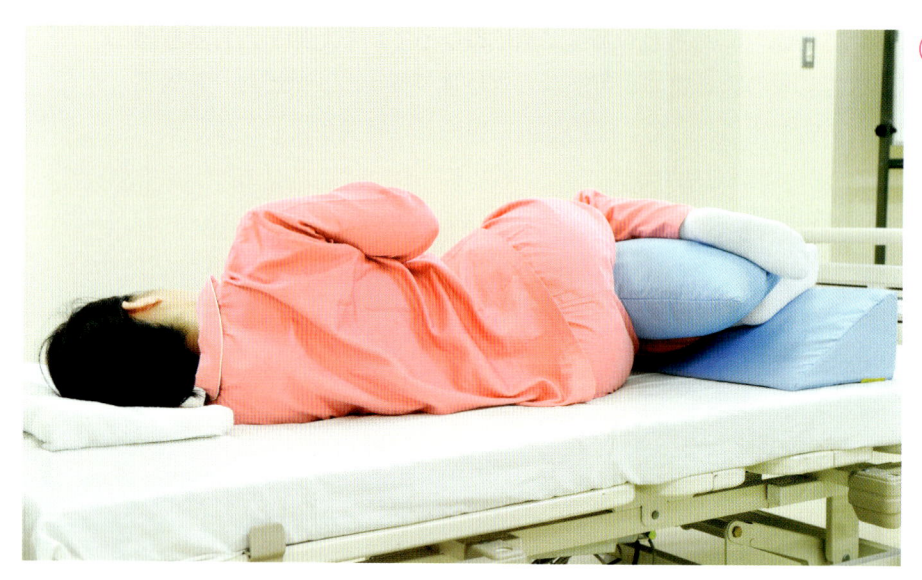

悪い例①
- 枕の高さが低すぎるために、頭が下方へ下がり、安楽が得られない

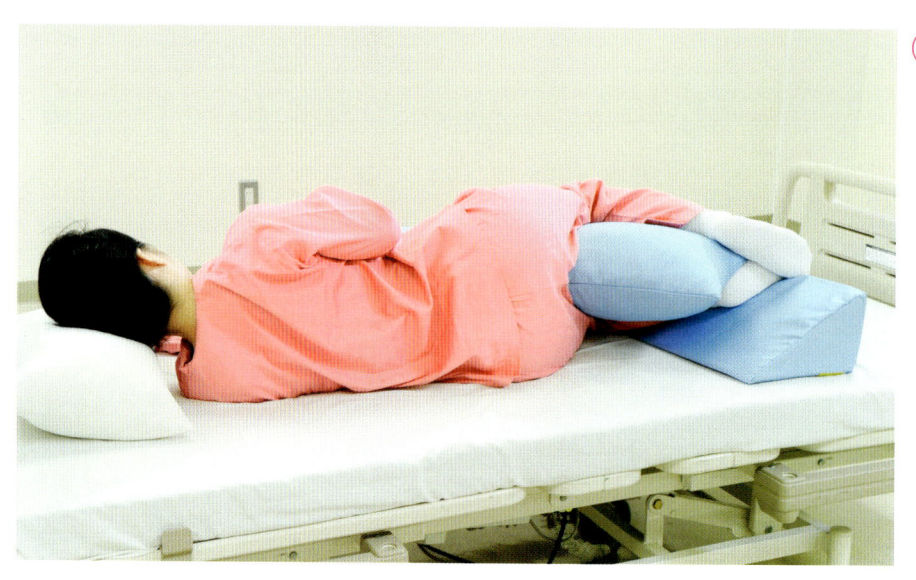

悪い例②
- 枕の高さが高すぎるために、下側の首から肩が引っぱられ、安楽でない

1 ポジショニングの効果を向上させる4つのポイント

One アドバイス Point 心地よい体位保持のための体圧分散寝具の使用例

　半座位や完全座位になる場合、頭側挙上の段階で身体後面にずれと部分圧迫が起こる（P.30参照）。そのため、目的の体位になったときには背抜きを行う必要があるが、最近では、素材や形状の開発が進み、頭側挙上に合わせてマットレスが自動的に動いて身体の圧迫を軽減させる機能をもつ体圧分散寝具も登場している。

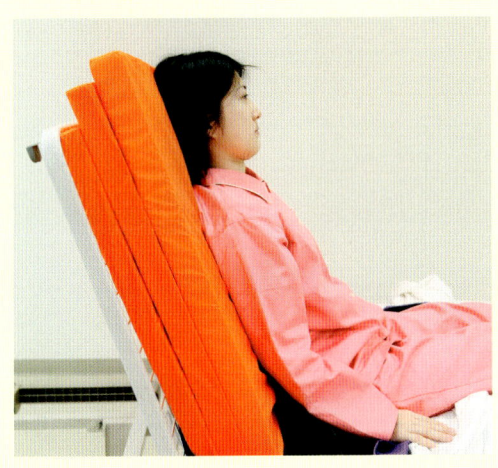

- 挙上角度に応じて、三層構造のマットレスが自動的にすべり、身体への圧迫を軽減する体圧分散寝具（ナッソー®・（株）モルテン）を使用

- ナッソー®を使用して頭側挙上した場合（背抜き前）。全体的に広い接触面積が得られている

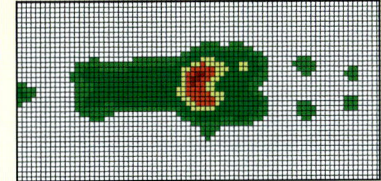

- 一般的な体圧分散寝具を使用して頭側挙上した場合（背抜き前）。接触面積が狭く、背部・臀部に高い圧が生じている

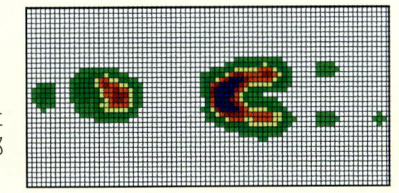

引用文献

1) 大河原千鶴子ほか編：ヘルス・ケア・ワークを考える　看護の人間工学. 医歯薬出版；2002. p.87.

⑤臀部への円座の使用

　円座は中心部が空いているので、臀部の仙骨部周辺はマットレスからの圧迫を受けない。しかし、円座が接している部分が圧迫を受けているために仙骨部は虚血状態となる。そのため円座がはずされたときに、虚血状態となった仙骨部周辺に圧がかかると褥瘡が発生しやすくなる。したがって、体圧を均等に分散しない円座は使用してはならない。

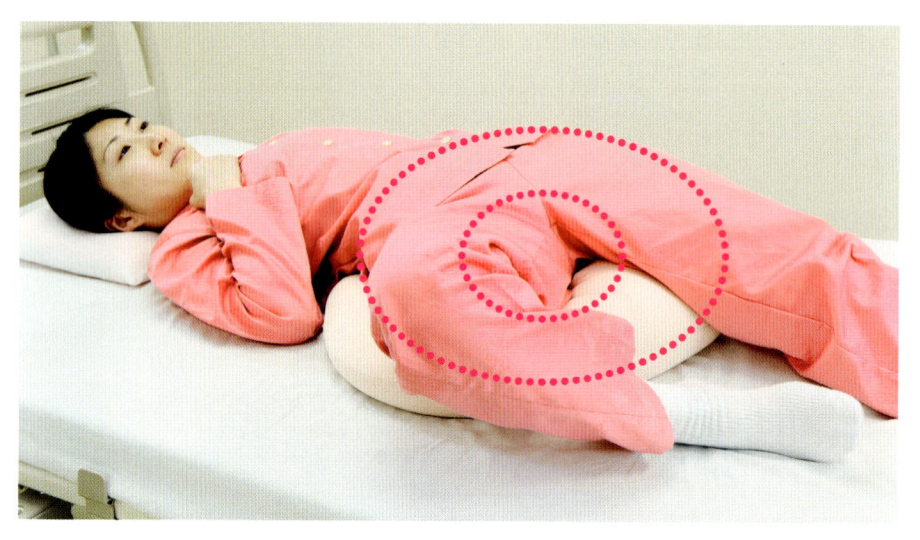

● 円座使用時には仙骨部は直接圧迫されないが、周辺に圧がかかっている

⑥背部への三角形のポジショニングピローの不適切な挿入

　背部に三角形のポジショニングピローを挿入する場合、挿入が浅いと体重が乗ることではじき出されてしまう。あるいは、上半身の体重のごく一部のみを預けることになり、ポジショニングピローを挿入する意味がない。背部へ三角形のポジショニングピローを挿入する場合は、脊中線を意識し、その一辺が脊中線よりやや深い位置に合うように挿入する。

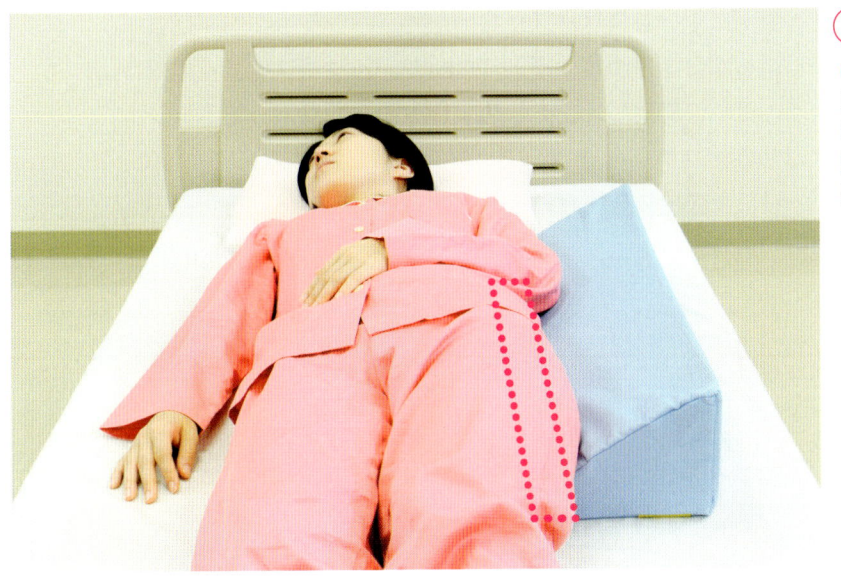

悪い例

● 左半身の一部分にしか三角形のポジショニングピローが挿入されていない。挿入が浅すぎるため、全身が支持されていない

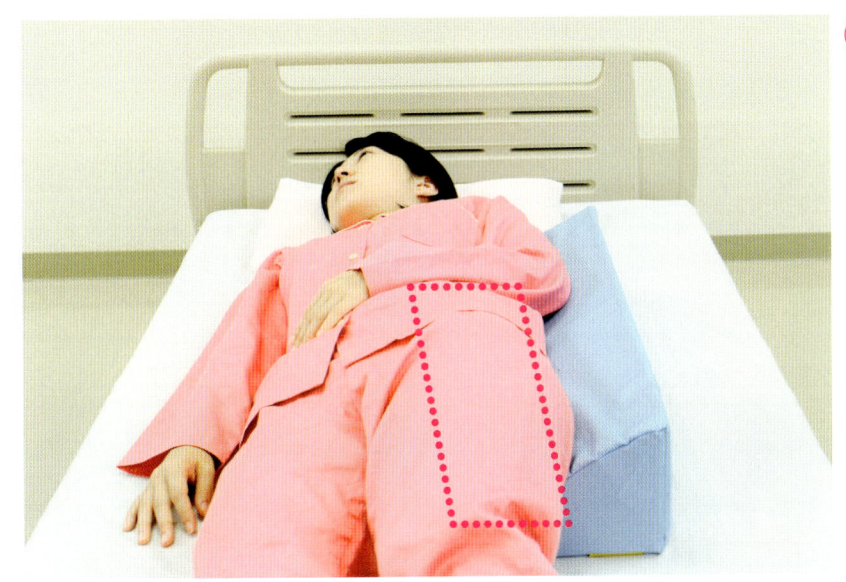

良い例

● 左半身の1/2以上（脊中線よりやや深め）に三角形のポジショニングピローが挿入されている

1 ポジショニングの効果を向上させる4つのポイント

One Point アドバイス
ポジショニングピローをはずれにくくするための工夫

　脇拘縮があると脇下に十分なスペースがないため、ポジショニングピローに上肢がしっかり乗らずに中途半端な挿入になっているケースを多く見受ける。挿入が浅いと、それに対抗して脇をしめようとする力によってポジショニングピローがはじき出されてしまうので、挿入の角度や位置を工夫して、可能な限り広い面積に上肢全体を乗せるようにする。

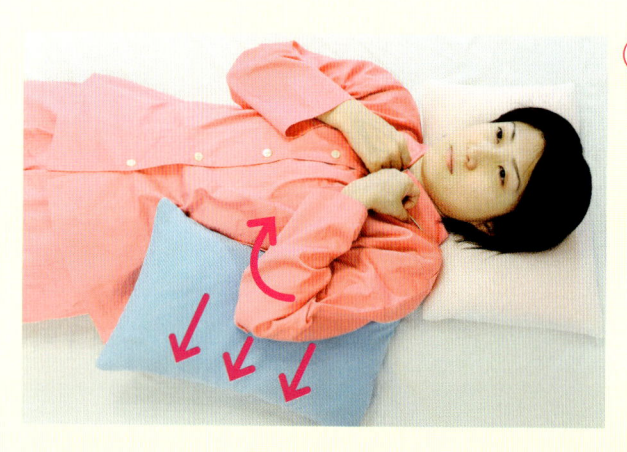

悪い例
- 上肢の一部にしかポジショニングピローが挿入されていないため、脇をしめようとする力により、押されてはずれていく

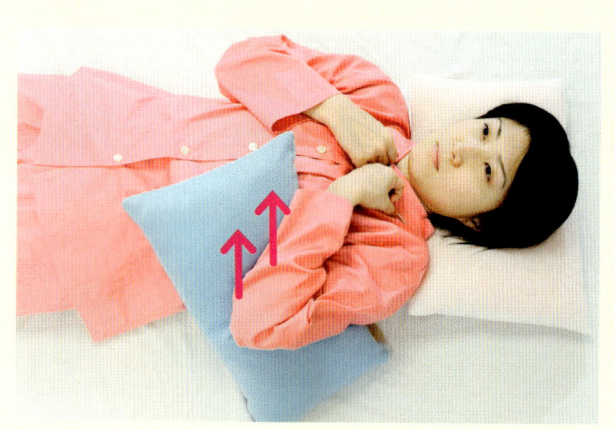

良い例
- 脇をしめようとする方向にポジショニングピローが挿入されているため、はずれない

One Point アドバイス 尖足予防のための足底へのポジショニングピローの使用

　尖足予防のためには、足関節がほぼ90度に位置するよう、ポジショニングピローを挿入する必要がある。また、足を踏み込む感覚が維持できるように、硬く・支持性の高い素材と形状のポジショニングピローを選ぶ。

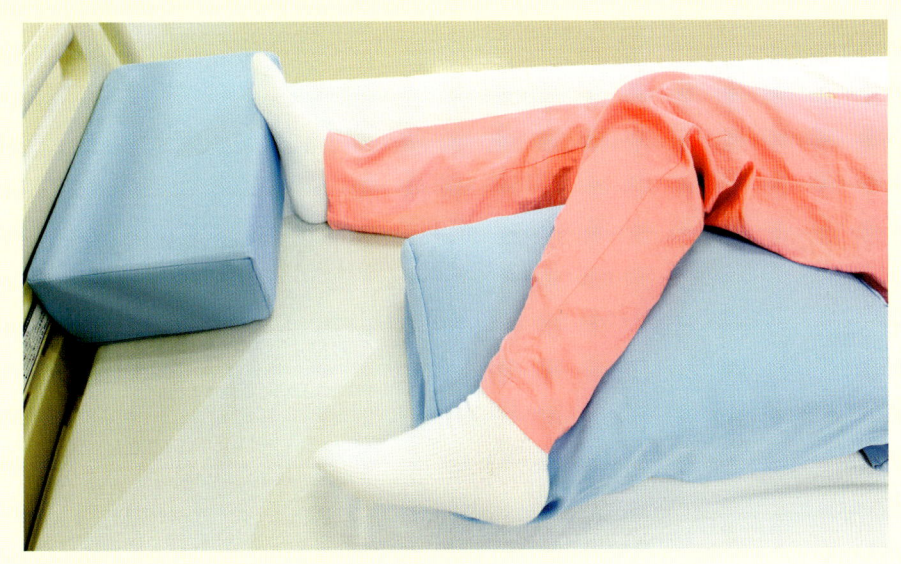

● 足関節を90度に保てるようにポジショニングピローをあてる。足関節が尖足位にならないようにするためには、足底全体を支える面積と硬さが必要になる

PART 2 よりよいポジショニングのためのポイント

PART 3

ケースで考える "らくらく&シンプル" ポジショニング

PART 3　ケースで考える"らくらく&シンプル"ポジショニング

1 臨床現場でよくみられるケースのポジショニング

　ポジショニングは、患者の利益のために行う専門技術である。したがって、その目的は、褥瘡の発症予防や悪化防止だけでなく、「患者を安全・安楽にする」こともある。この両者は相補的な関係にあり、ともに実現できて初めて適切なポジショニングとなる。

　適切なポジショニングを行うための有効なツールにポジショニングピローがある。ポジショニングピローにはさまざまな大きさや形状があり、それらをうまく組み合わせて使う必要がある。

　しかし臨床現場では、ポジショニングピローの種類や数が不足していたり、また、ポジショニングピローが充足していても多種多様な組み合わせへの対応に苦慮している現実がある。

　そこで本章では、このような現状を踏まえ、簡単で効果的なポジショニングピローの使い方を紹介する。目指すところは、患者・施術者がともに「らくらく」になる、「シンプル」なポジショニングである。

ケース1　円背患者

❶ ポジショニング前の体位の観察

　円背患者の観察のポイントは、円背の程度を、①脊柱の曲がり具合とねじれの程度、②脊柱の左右への傾き具合、③肩関節と股関節の拘縮、の3つで総合的に判断することである。円背患者は、肩関節が内旋拘縮しやすいので、脊柱の曲がり具合と肩関節の状態をセットにして捉えることが必要である。

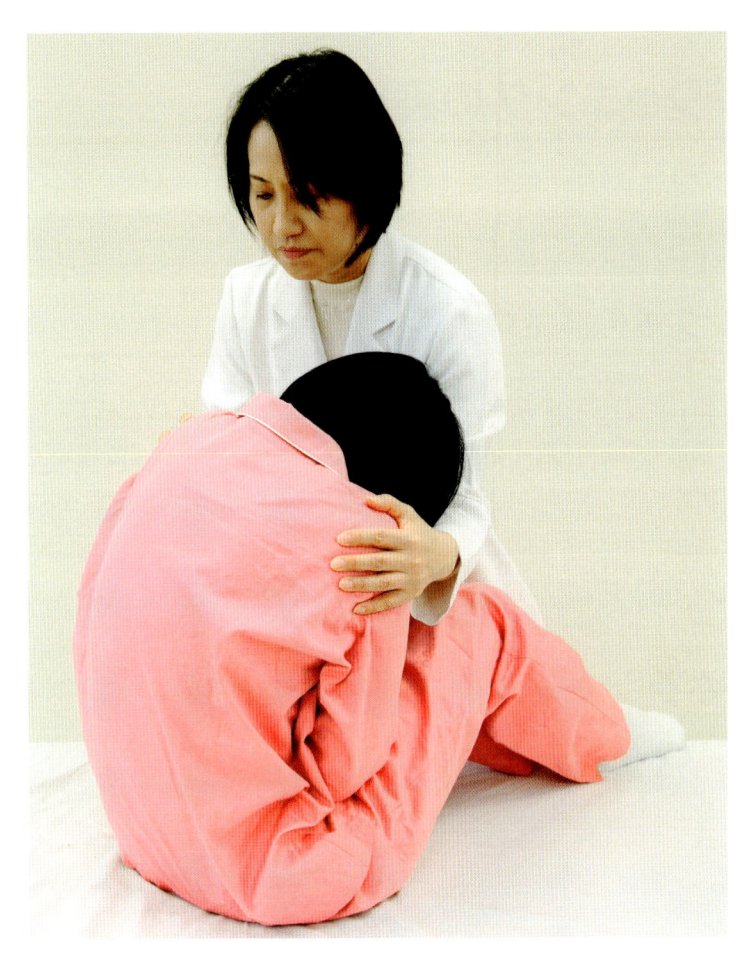

● 脊柱と肩関節の関係性をひとまとめにして状態を視察する

💡 ここが大切！
円背患者では、脊柱と肩関節をセットにして状態を捉える

PART 3 ケースで考える "らくらく&シンプル" ポジショニング

② ポジショニングの実施

仰臥位

ポジショニング後の体位のイメージ

　脊柱の曲がり、ねじれ、左右の傾きが解消され、背部全体が支持されている（背部の飛び出し部分への圧迫が起こらない）姿勢をイメージする。また、円背患者の仰臥位は、頭部が後に傾いて口が開いた状態になりやすいので、頭部を基点に上半身が支持できるよう計画する。

ポジショニングの実際

● **ノーマルポジショニング**

側面から見たところ

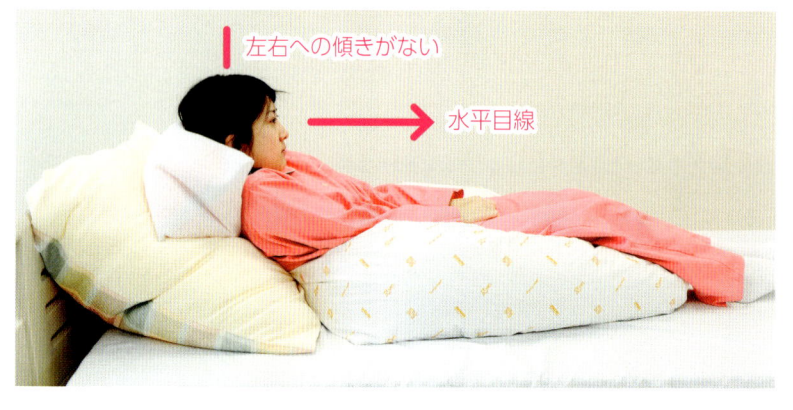

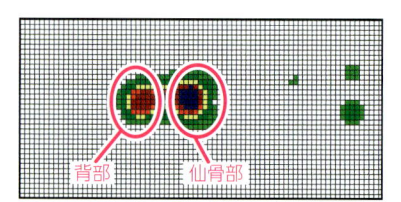

- 左右への傾きがない
- 水平目線

● まず円背部（上半身）を全体的に支えられる大きく厚みのあるポジショニングピロー（Ⓐ Ⓑ）を、円背の角度に合わせて挿入する（頭部から上半身が支えられる）。下半身には左右から支えられるように骨盤を包み込めるようなポジショニングピロー（Ⓒ）を挿入する

● **ポジショニングピロー不使用時**
背部　仙骨部
円背で飛び出している箇所が狭い面積で接するため、背中の一部と仙骨部に高い圧が生じている

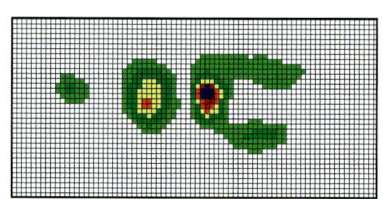

● **ポジショニングピロー使用時**
頭部から上半身にかけてポジショニングピローに接触しているため、背中や仙骨部の圧は低くなっている

正面から見たところ

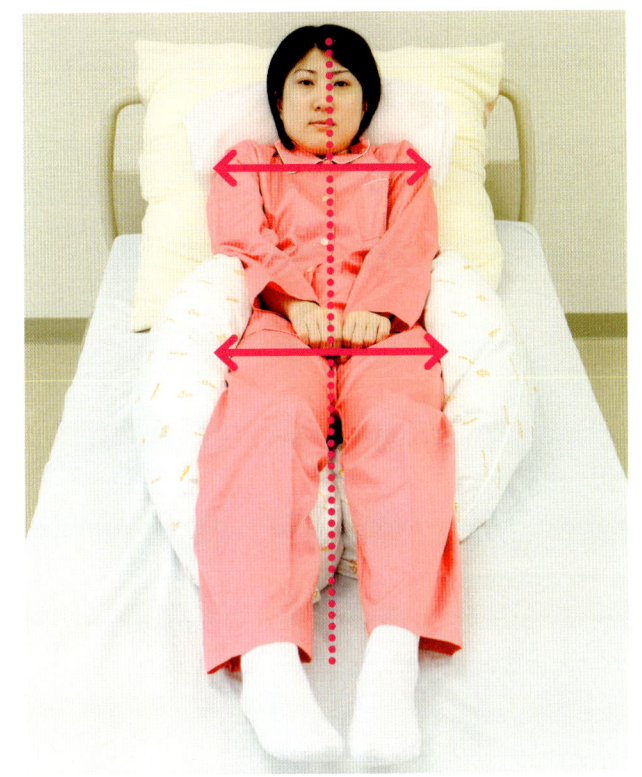

- 脊柱のねじれ、左右の傾きが調整され、肩部および腰部が左右対称に位置している

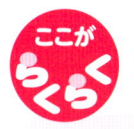

ここがらくらく 頭部や背部だけではなく、下半身もしっかり支持

- 頭部や背部（上半身）と、臀部以下（下半身）を2つのパーツと捉え、上半身だけでなく、下半身もしっかりと支持する。頭部や背部の支持だけでは骨盤が後傾し、尾骨部の部分圧迫と下半身のねじれが生じるため、安楽が阻害される

使用物品

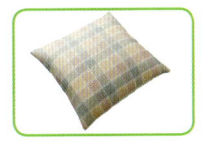

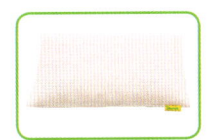

Ⓐ P.130（12）　Ⓑ P.128（1・ラージ）　Ⓒ P.130（14）

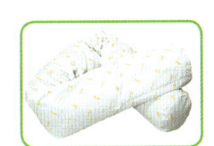

PART 3 ケースで考える "らくらく＆シンプル" ポジショニング

1 臨床現場でよくみられるケースのポジショニング

●シンプルポジショニング

側面から見たところ

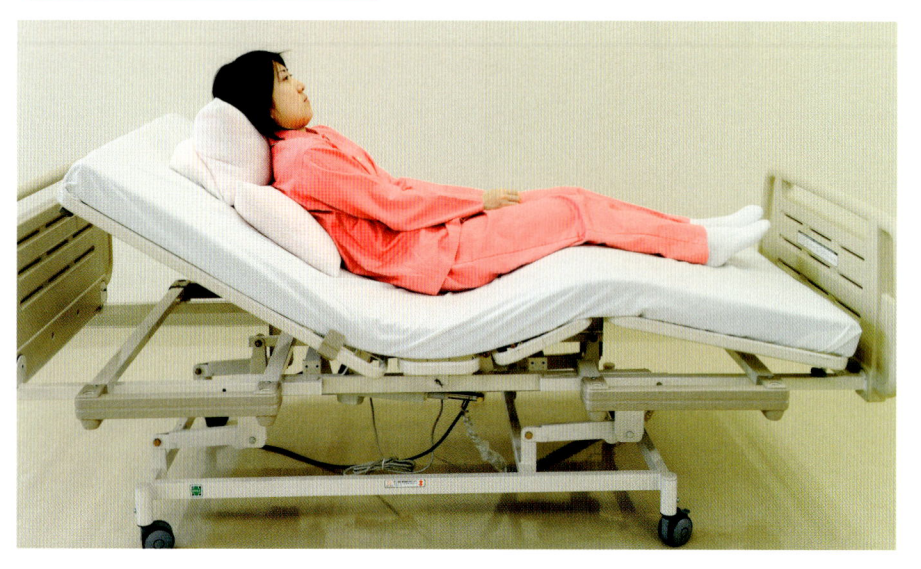

- ベッドの背上げ・膝上げ機能を使うことで、使用するポジショニングピローの数と種類を減らすことができ、シンプルなポジショニングとなる

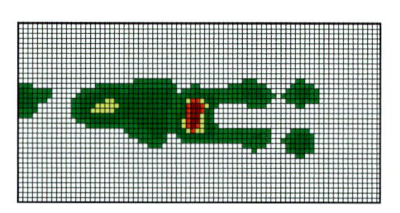

- 頭部から背部、臀部までの接触がある程度確保できているため、臀部圧を低くできている

使用物品

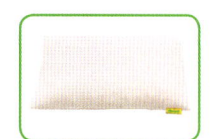

Ⓐ P.128（1・ラージ）

ポジショニングのポイント

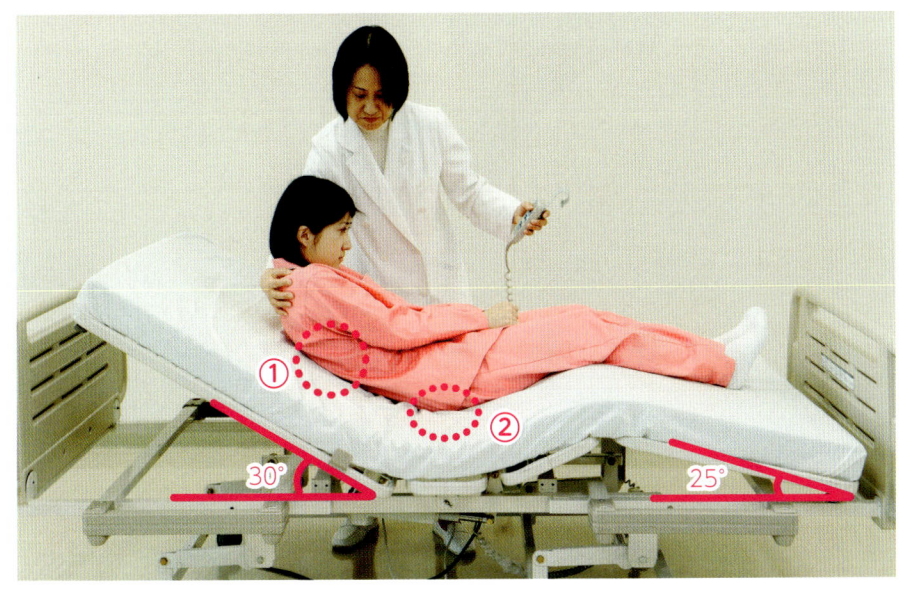

- 円背の曲がり具合に沿うように膝上げ・背上げを行う。円背の一番飛び出している部分を頂点と捉え、円背部頂点（①）と尾骨部までの曲がり（②）にベッドが沿うようにするとよい

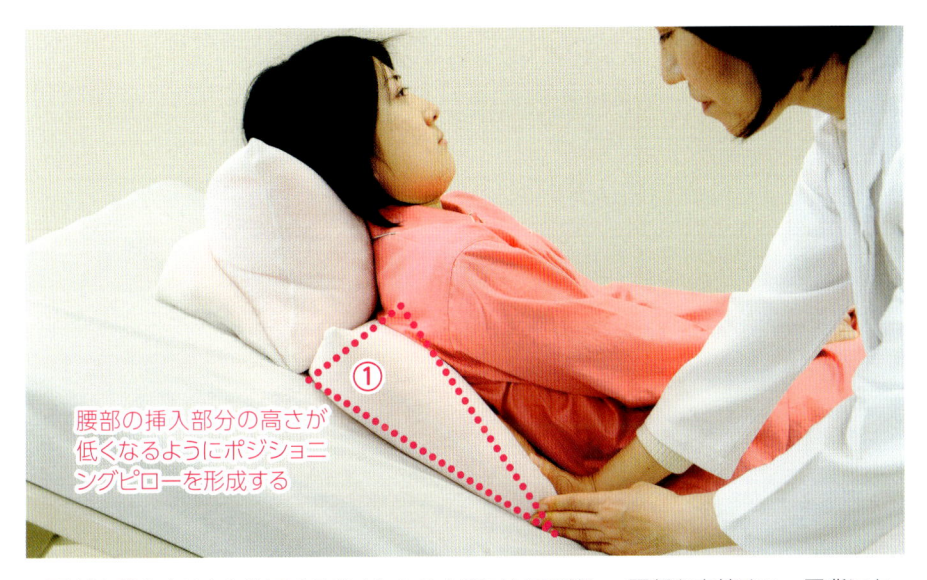

腰部の挿入部分の高さが低くなるようにポジショニングピローを形成する

- 頸が中間位よりやや前屈する高さになるように枕を調整し、頭部を支持する。円背によって背部にできている隙間を埋めるようにポジショニングピロー（Ⓐ）を挿入する。このときに、円背の角度（①）に合わせるようにポジショニングピローを形成しながら挿入するとよい

1 臨床現場でよくみられるケースのポジショニング

枕を頸の角度に合わせて折り曲げ、高さを調整する

目線が水平になるようにする

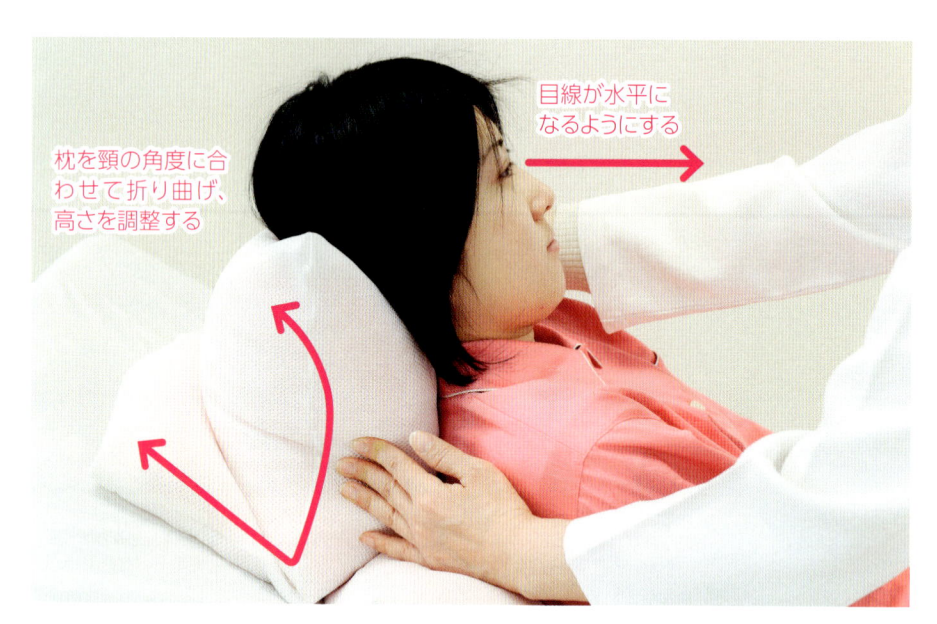

● 頸の角度が適切かどうかを再度、確認する。目線が水平なら適切な角度となっている。高さが足りない場合には、枕の折り曲げにより調整する

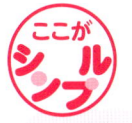

ここがシンプル ポジショニングピローの代わりにベッドの背上げ・膝上げ機能を活用する

- ベッドの背上げ・膝上げ機能を活用することで、使用するポジショニングピローの数と種類を少なくできる
- 形を調整できるタイプのポジショニングピローを用いることで、円背による隙間を埋めやすい

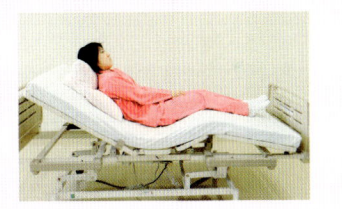

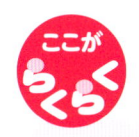

ここがらくらく 安定感に加えて心地よさ（柔らかさ）を感じられるようにする

- 使用するポジショニングピローの大きさと素材には留意する。身体を支持できる幅（肩幅よりやや長め）があるか、厚みや高さを出せる素材かを確認する必要がある

30度側臥位

ポジショニング後の体位のイメージ

　仰臥位に30度の傾きをつけるイメージをもつ。このとき、上半身と下半身を、ともに同じ角度で支持できるようにする。

ポジショニングの実際

●ノーマルポジショニング

側面から見たところ

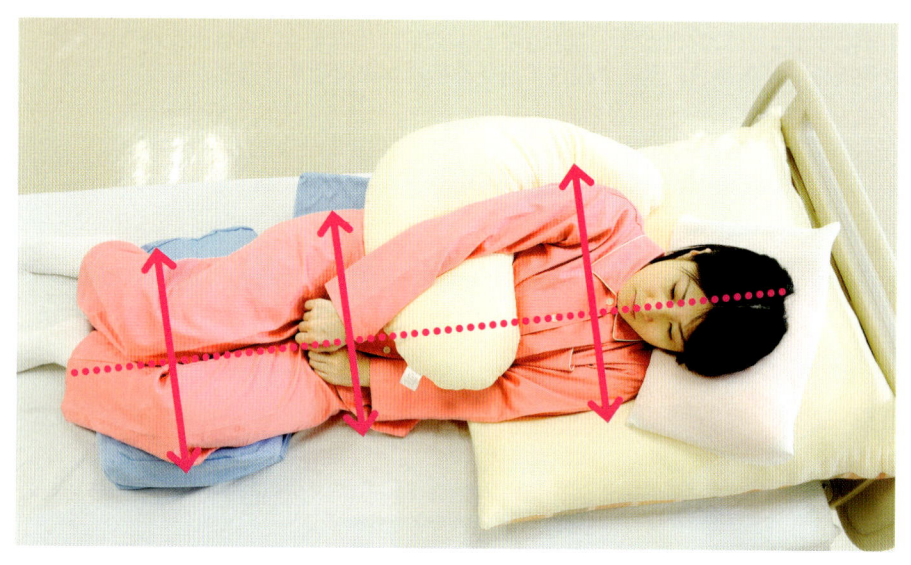

- 背部に三角形（30度）（Ⓒ）、右上半身にブーメラン型（Ⓓ）、膝下に長方形のポジショニングピロー（Ⓔ）を挿入している。肩部・腰部・膝部が左右対称になっている

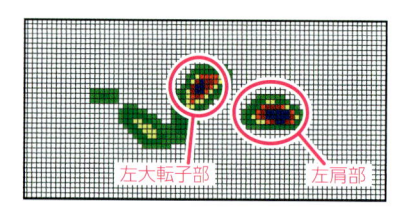

左大転子部　　左肩部

左大転子部

- **ポジショニングピロー不使用時**
接触面積が狭く、点で支えられている。支えている部位の圧が高くなっている

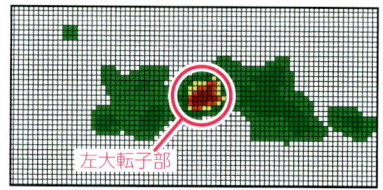

- **ポジショニングピロー使用時**
ポジショニングピローの挿入により接触面積が広がったが、左大転子部の圧は残っている

臨床現場でよくみられるケースのポジショニング　1

正面から見たところ

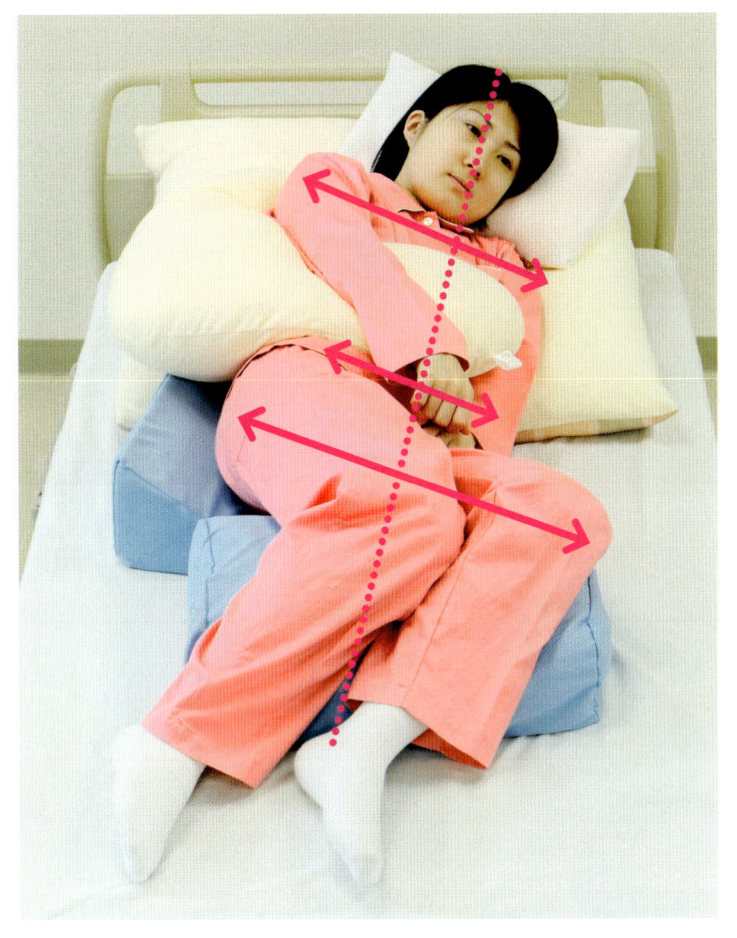

● 30度の角度がつくことで、左大転子部の圧が高くなることが考えられる。左大転子部にかかる圧を低くするため、膝下にポジショニングピロー（Ⓔ）を挿入する

使用物品

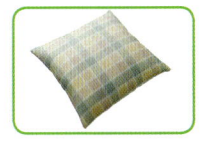

Ⓐ P.130（12） 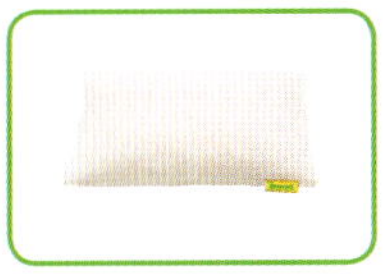　Ⓑ P.128（1・ノーマル）　Ⓒ P.128（3） 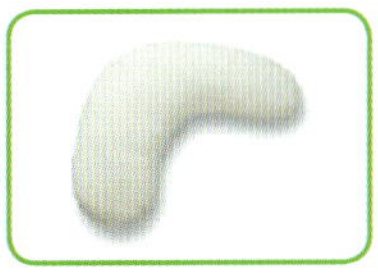　Ⓓ P.130（13・小） 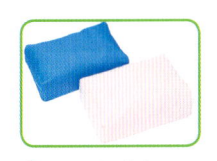　Ⓔ P.128（4）

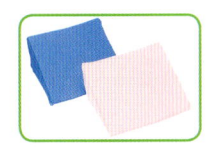

PART 3　ケースで考える"らくらく&シンプル"ポジショニング

1 臨床現場でよくみられるケースのポジショニング

ポジショニングのポイント

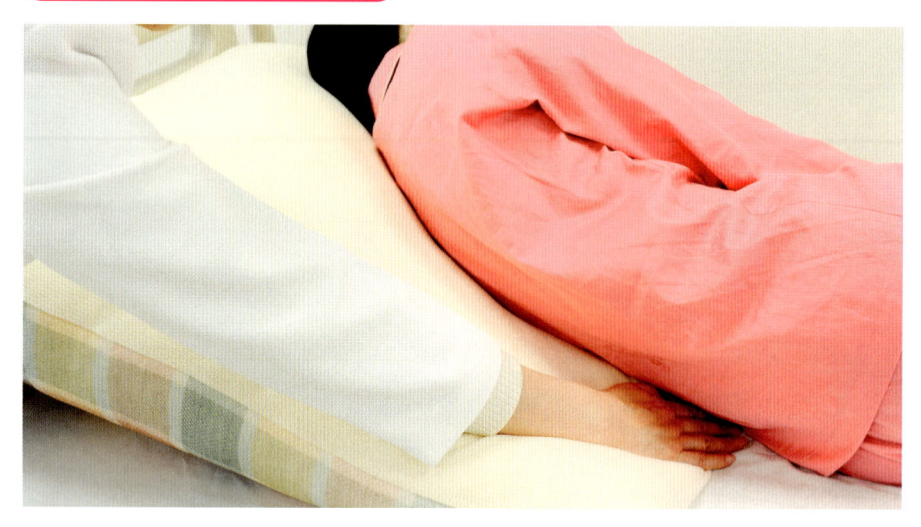

- 円背に対しては、大きなポジショニングピロー（Ⓐ）を腰の下まで挿入するとよい。このとき頭部側に厚みをつけるようにする

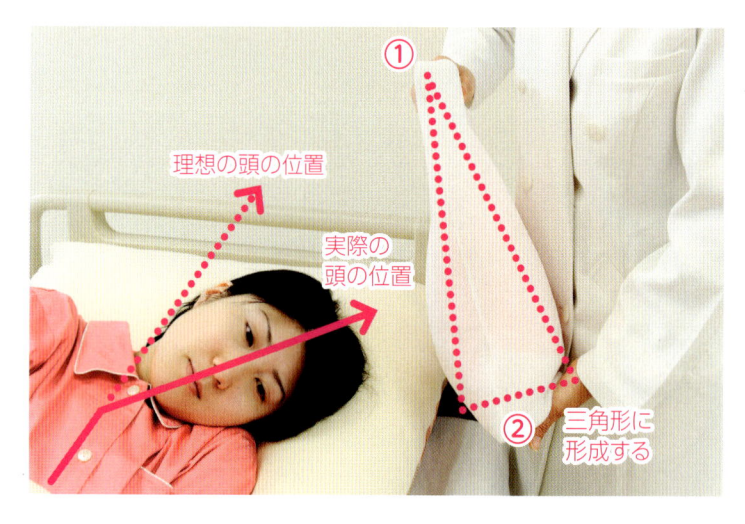

理想の頭の位置
実際の頭の位置
① ② 三角形に形成する

- 頭部が横へ過度に流れる（傾く）（実線矢印）ことを防止するために、ポジショニングピロー（Ⓑ）を三角形に形成して挿入する。頸が中間位で支えられるよう（破線矢印）、ポジショニングピローの片側（写真〔下〕では②の側）の厚みが増すようにする

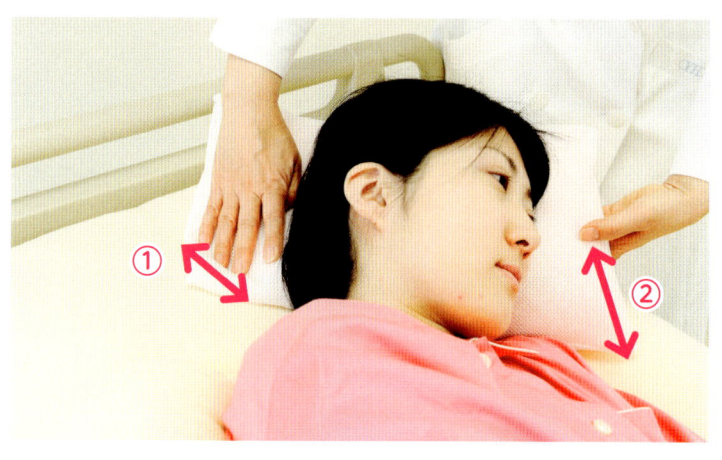

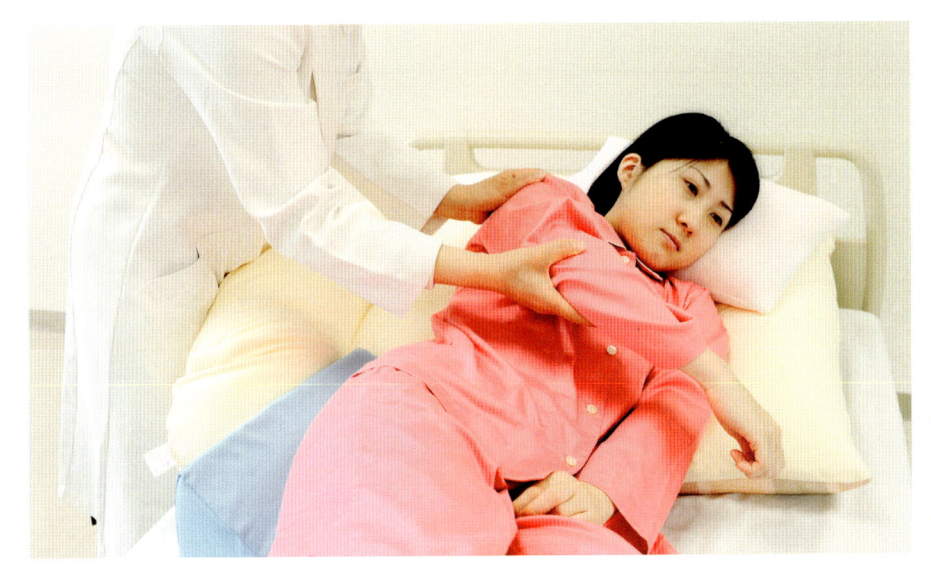

- 背部から腰部にかけて三角形（傾斜角約30度）のポジショニングピロー（Ⓒ）を挿入する

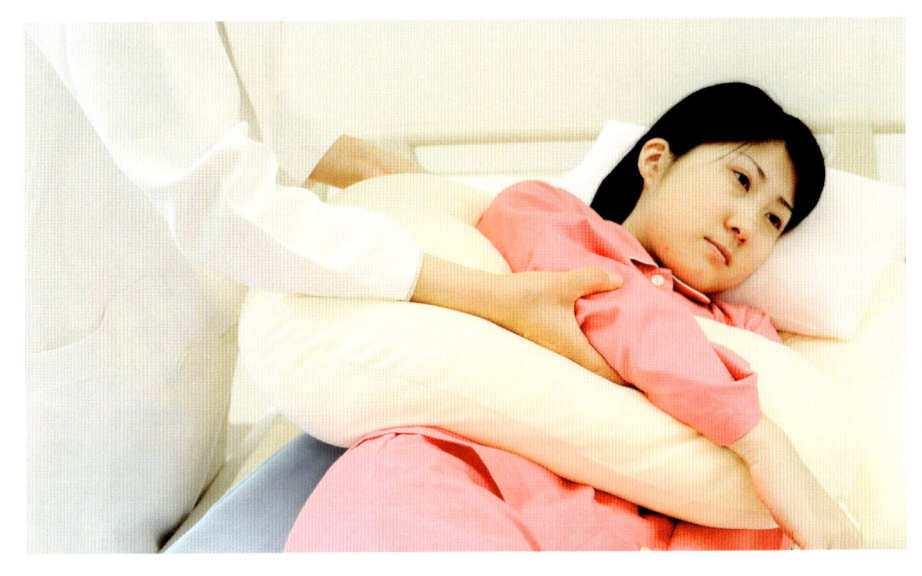

- 上肢が支えられるようにブーメラン型のポジショニングピロー（Ⓓ）を挿入し、上肢による胸腹部圧迫を防ぐ

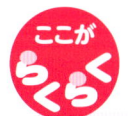

ここがらくらく 頭部と背部を支持してから30度側臥位にする

- ポジショニングピローの挿入では、まず、大きなポジショニングピローで頭部から背部を支持し、その下へ三角形のポジショニングピローを身体に滑らかにあたるように挿入する

1 臨床現場でよくみられるケースのポジショニング

●シンプルポジショニング

正面から見たところ

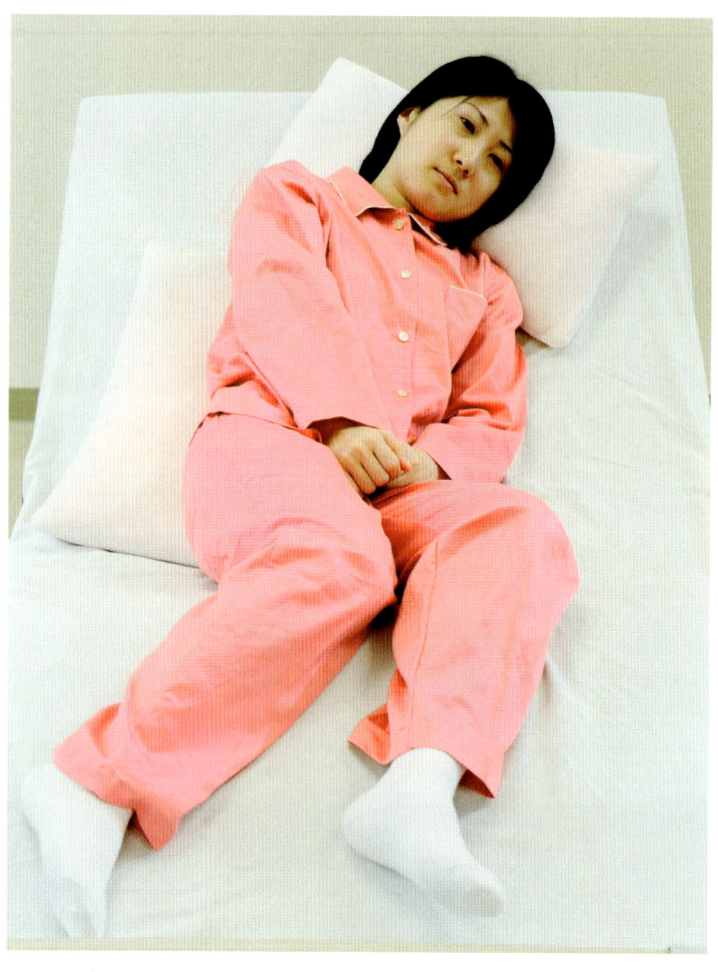

● 頭部から上半身、下半身まで全体的に接触面積が広がっている

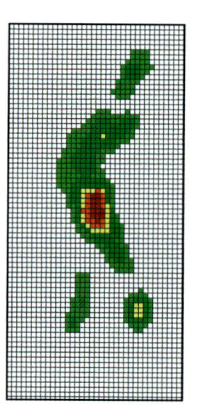

● 膝上げ・背上げを行い、仰臥位から30度側臥位にする。円背により生じる背部の隙間に沿うようにポジショニングピロー（Ⓐ）を挿入する

使用物品

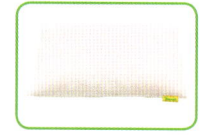

Ⓐ P.128（1・ラージ）

ポジショニングのポイント

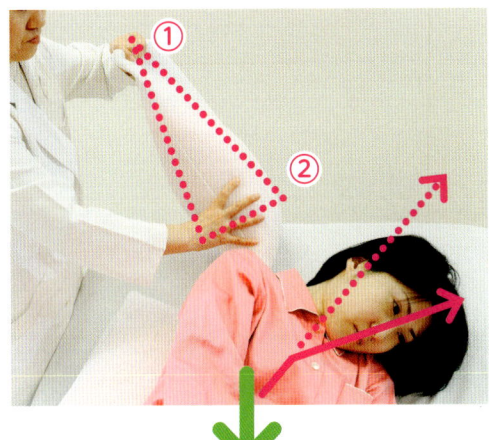

● ポジショニングピロー（Ⓐ）を三角形に形成し、頭部傾斜角度が中間位（破線矢印）に位置するように挿入する（右側を高くする〔②〕）

● 三角形に形成したポジショニングピロー（Ⓐ）を、上半身の円背に沿わせながら、かつ30度の角度がつくように挿入する。ポジショニングピローの厚みの薄いほうが、身体の下（背部から臀部）に敷き込まれるようにする。頸部が横倒れのままにならないように、ポジショニングピローの挿入位置と幅に注意する

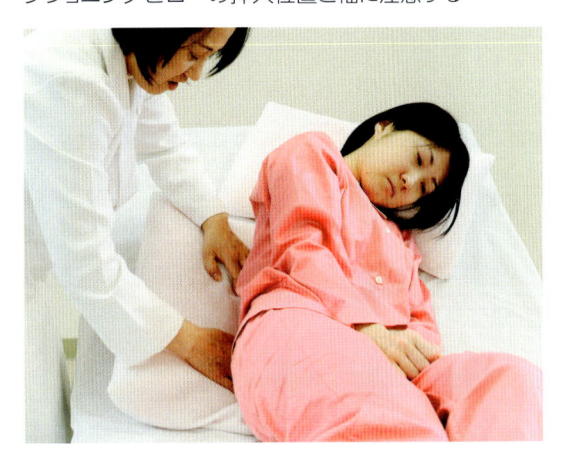

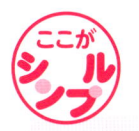

ここがシンプル　ポジショニングピローの代わりにベッドの背上げ・膝上げ機能を活用する

● 円背の角度にあわせ、背上げ機能を用いると、使用するポジショニングピローの数を減らすことができる

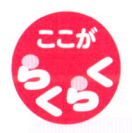

ここがらくらく　背部にポジショニングピローをきちんと敷き込む

● 背部にポジショニングピローが十分に敷き込まれていないと部分圧迫を起こし、痛みや褥瘡の原因となり、安楽を阻害する
● 両下肢は重なると部分圧迫を起こすので、重ねないようにする
● 頭部の横倒れを直すためにポジショニングピローを形成する

PART 3　ケースで考える "らくらく&シンプル" ポジショニング

ケース 2　四肢拘縮患者

1　ポジショニング前の体位の観察

　四肢拘縮の患者は、四肢の筋肉の大きさ・強さが異なるために、上半身と下半身がねじれたり、身体に左右差が生じることが多い。そこで、ポジショニング前に上半身と下半身それぞれの傾きとねじれを観察する。ねじれの観察は、体軸に対し、両肩を結ぶ線、両腰を結ぶ線がどのように交わっているのかで行う。

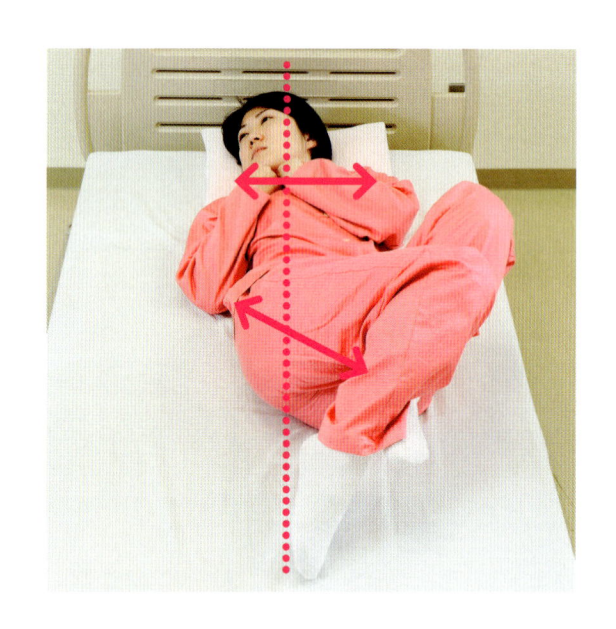

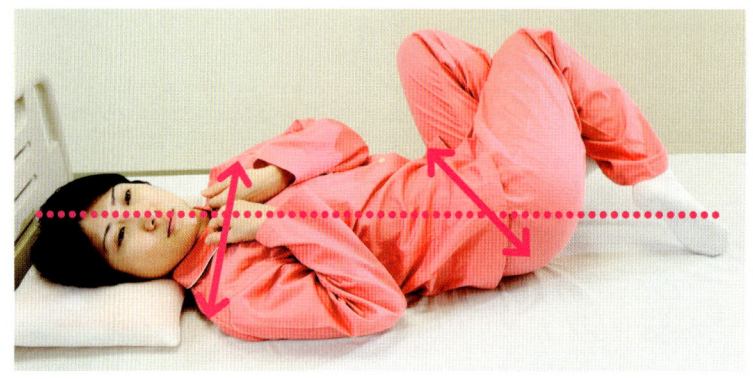

● 体軸に対し、両肩、両腰それぞれを結ぶ線がどのように交わっているかを観察する

> **ここが大切！**
> **上半身と下半身のそれぞれでねじれを観察する**

1　臨床現場でよくみられるケースのポジショニング

② ポジショニングの実施

仰臥位

ポジショニング後の体位のイメージ

　上半身と下半身のねじれや傾きを可能な限り調整する。ねじれや傾きの調整により、拘縮悪化の予防効果が期待できる。

ポジショニングの実際

●ノーマルポジショニング

正面から見たところ

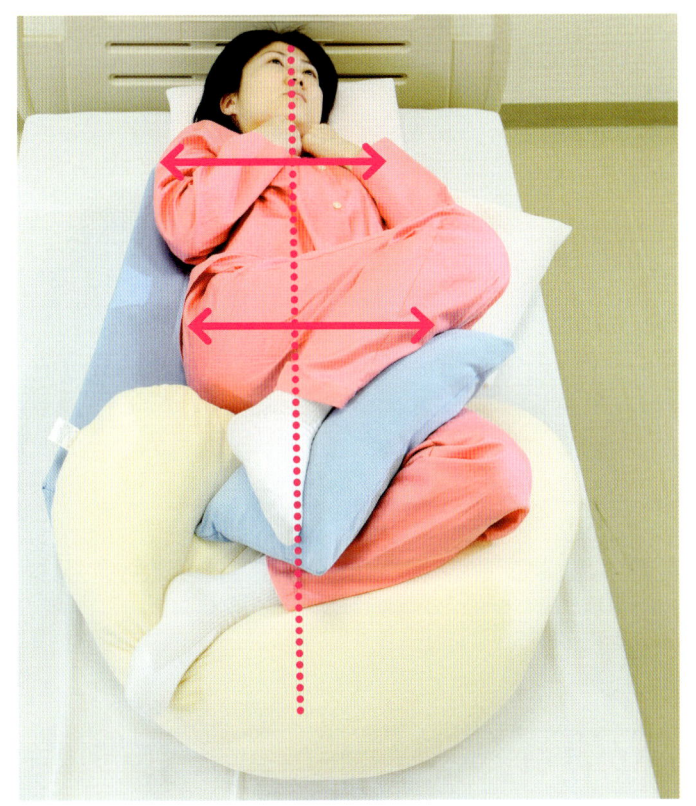

- 上半身のねじれに対して三角形（Ⓐ）の、下半身のねじれに対して下半身全体を支えられるブーメラン型（Ⓑ）のポジショニングピローを挿入する

● **ポジショニングピロー不使用時**
下半身のねじれが強く、臀部の圧が高くなっている

● **ポジショニングピロー使用時**
上半身・下半身の接触面積が広く、全体的に圧を低く保てている

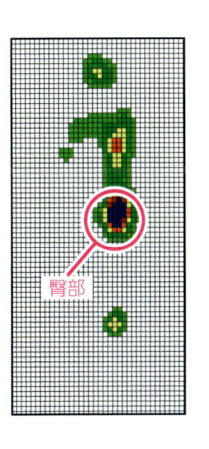

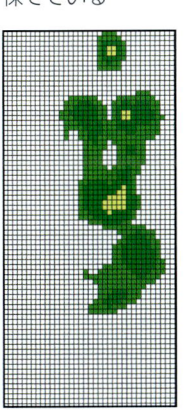

臀部

PART 3 ケースで考える "らくらく&シンプル" ポジショニング

1 臨床現場でよくみられるケースのポジショニング

ポジショニングのポイント

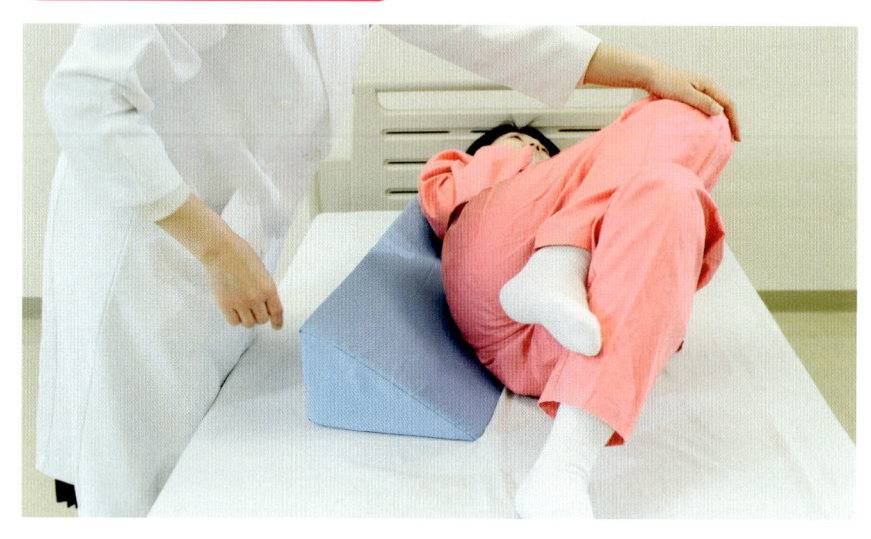

- 上半身の傾きを調整するために、傾きの角度に合わせて角度のつけられるポジショニングピロー（Ⓐ）を挿入する

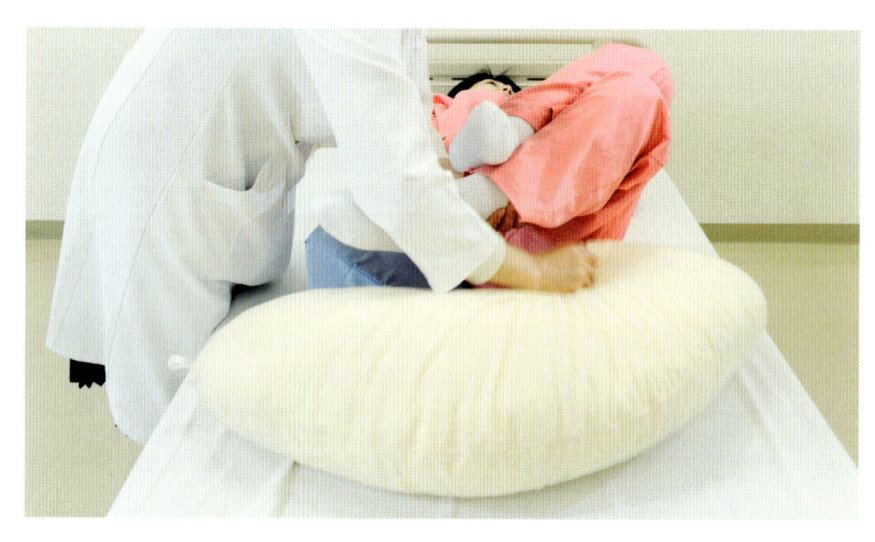

- 下半身のねじれと、拘縮による臀部や大転子部などへの部分圧迫を避けるために、ブーメラン型のポジショニングピロー（Ⓑ）を挿入する。下肢を高くすることで臀部の圧の低下を図り、またブーメラン型ポジショニングピローの端の部分を臀部下へ敷き込むことで臀部の接触面積を広げ、体圧分散をよくする

使用物品

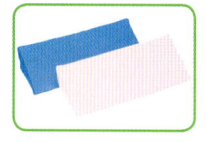

Ⓐ P.128（2） 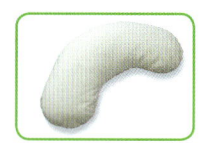　　Ⓑ P.130（13・大） 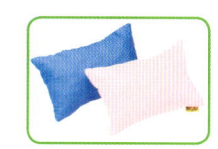　　Ⓒ P.129（7）　　Ⓓ P.128（1・ノーマル）

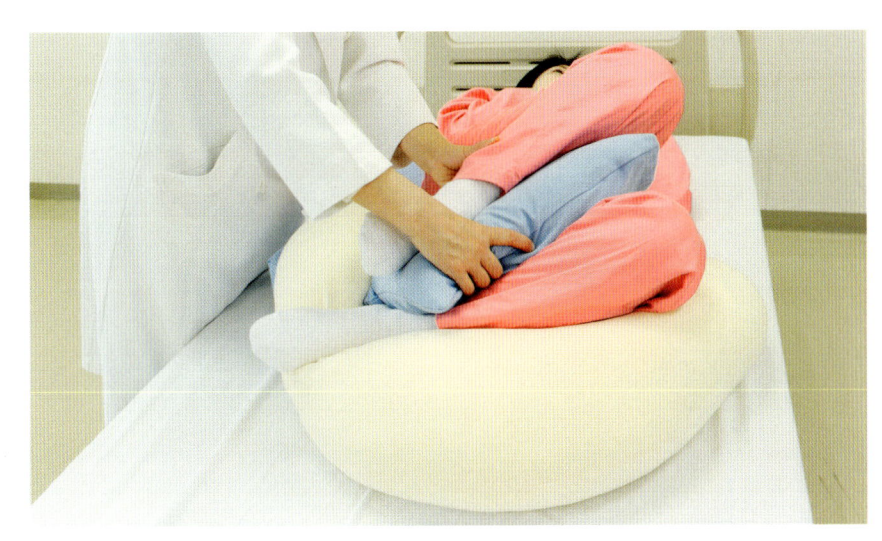

- 両下肢の重なりによる膝内側・内踝部の圧迫防止のために、ポジショニングピロー（Ⓒ）を下肢の間にはさむ

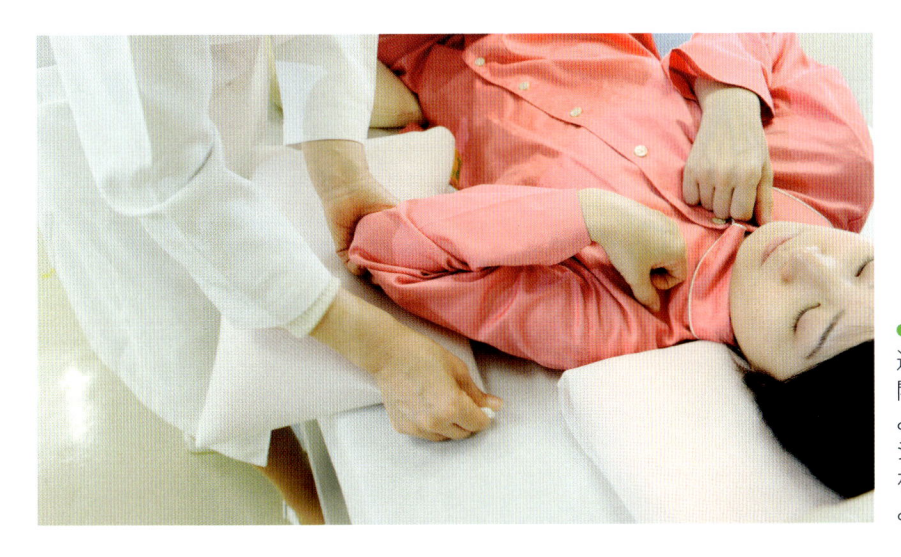

- 拘縮した肘の部分圧迫を避けるために、肩関節に動きが生じないように意識しながらポジショニングピロー（Ⓓ）を肘下から体幹に沿うように挿入する

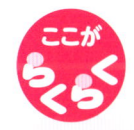

ここがらくらく　身体の調整は、ねじれ・傾きの大きいところから始める

- ねじれ・傾きの大きいところを軸に上半身、下半身のバランスを調整して体軸に沿うようにする。上半身・下半身の調整後に、四肢の支持性・安全性が保たれるように、ポジショニングピローの選択と挿入を行う
- 拘縮患者の場合は上半身・下半身を一体的に捉えずに、それぞれを別々に観察し、調整を行う

PART 3　ケースで考える"らくらく&シンプル"ポジショニング

1 臨床現場でよくみられるケースのポジショニング

One Point アドバイス 下肢の動かし方

悪い動かし方

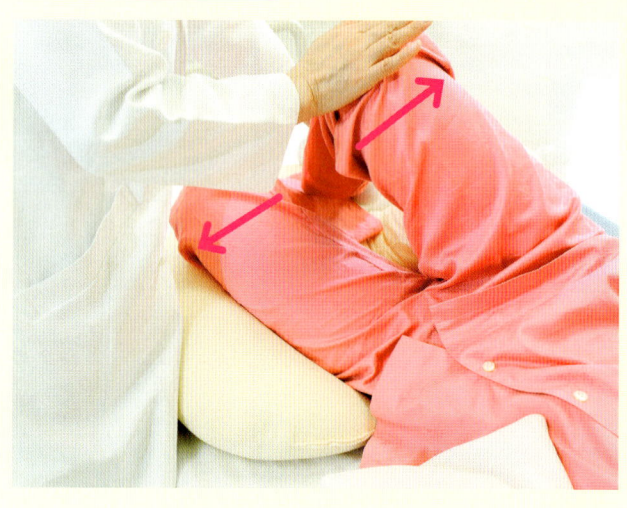

- 重なった下肢を動かすときに、股関節を無理に開かせる

良い動かし方

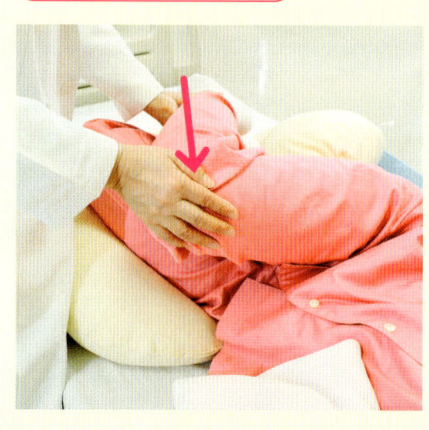

- 上側下肢の股関節の可動の程度と範囲を確認して、その範囲で下肢の位置を決めて動かす

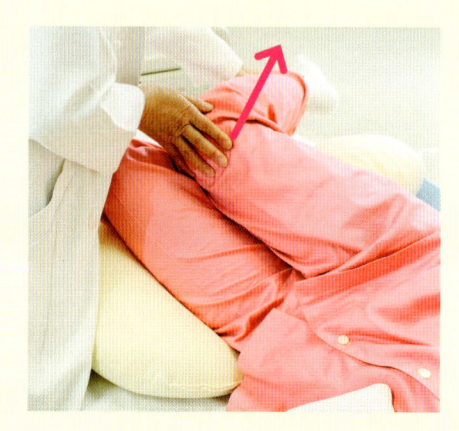

One アドバイス Point 肩の動かし方

悪い動かし方

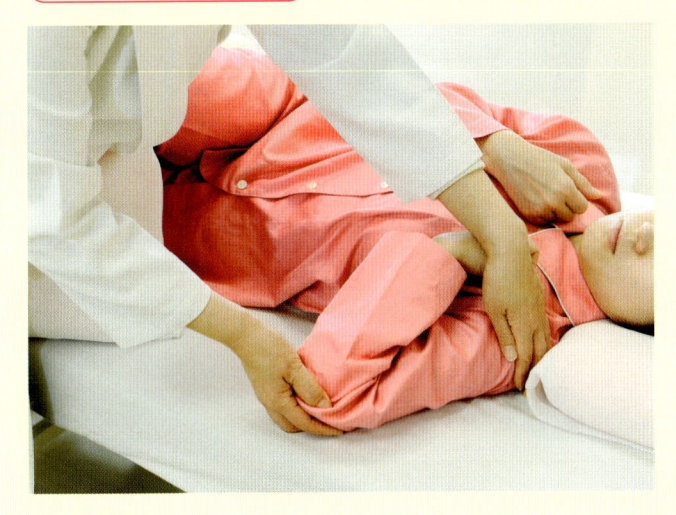

- 肩関節の可動の程度と範囲を確認せず、無理に肩を動かす

良い動かし方

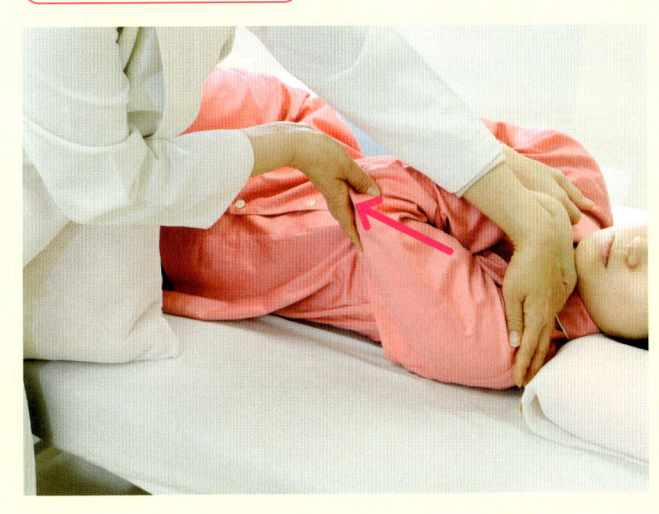

- 肩関節の可動の程度と範囲を確認してから肩を動かす。肩関節を保護し、肘を支えながら無理ない位置へ上肢を動かす

PART 3　ケースで考える"らくらく&シンプル"ポジショニング

●シンプルポジショニング

正面から見たところ

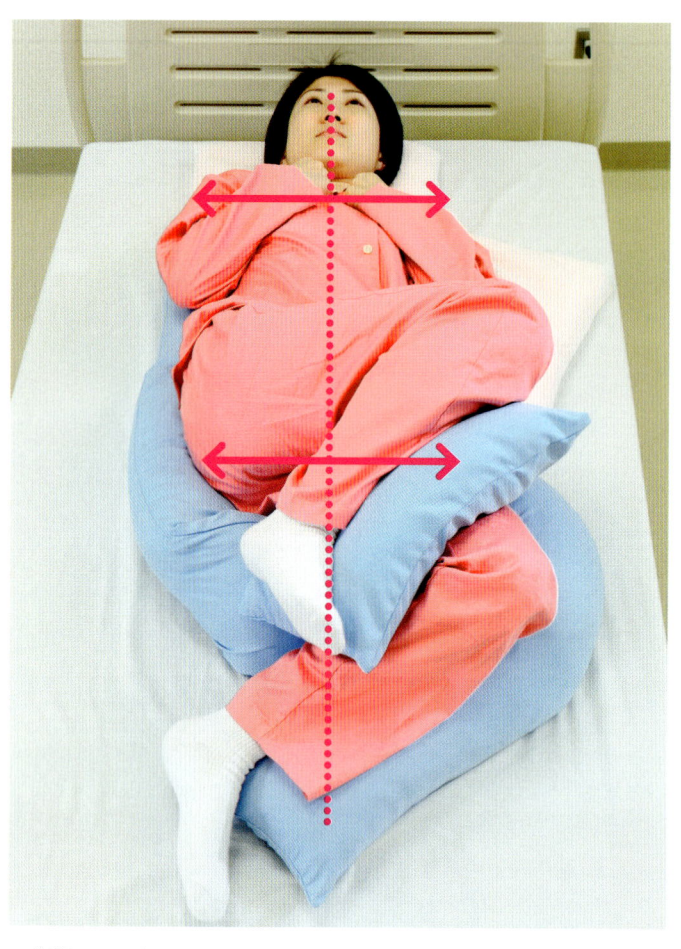

● 頭部・上半身・臀部と接触面積が広がっており、全体的に体圧も低い

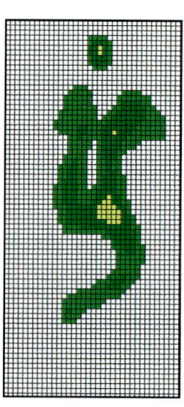

● 背部から臀部を経て下肢まで、一本の細長いポジショニングピロー（Ⓐ）で支持する。背部、臀部、下肢の下側に入れ込むようにする。左肘が部分接触するため、ポジショニングピロー（Ⓑ）を挿入する

使用物品

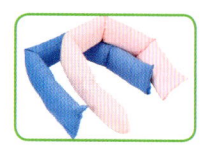

Ⓐ P.129（9）

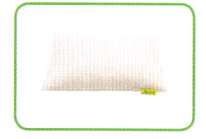

Ⓑ P.128（1・ノーマル）

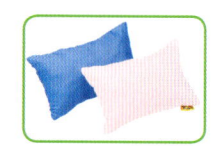

Ⓒ P.129（7） 最後に下肢の間にはさむ

ポジショニングのポイント

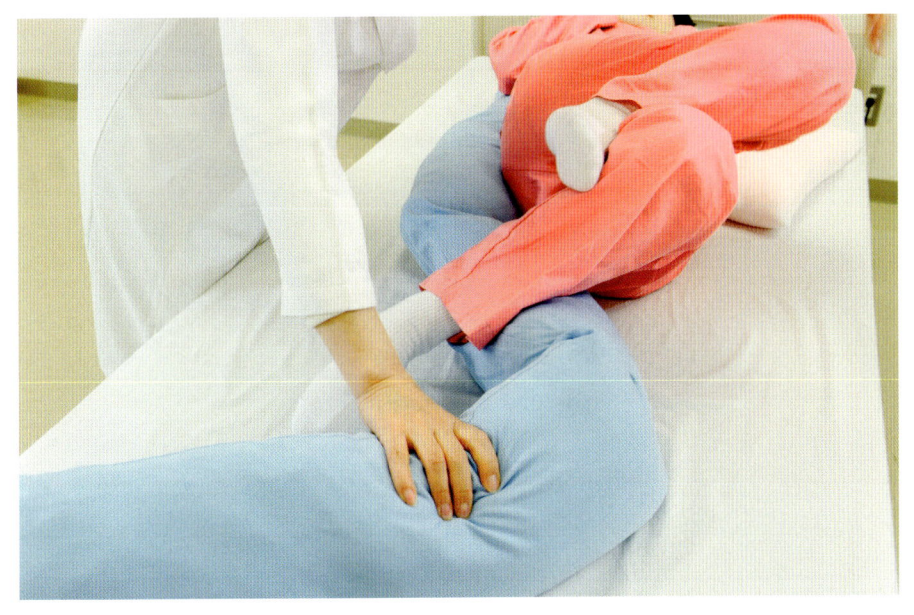

- 上半身の傾き・ねじれが調整されるように上半身にポジショニングピロー（Ⓐ）を挿入する。右側上半身への調整後、左側上半身の調整を行う（ねじれ具合によって、左右どちらから行うか順番を決める）

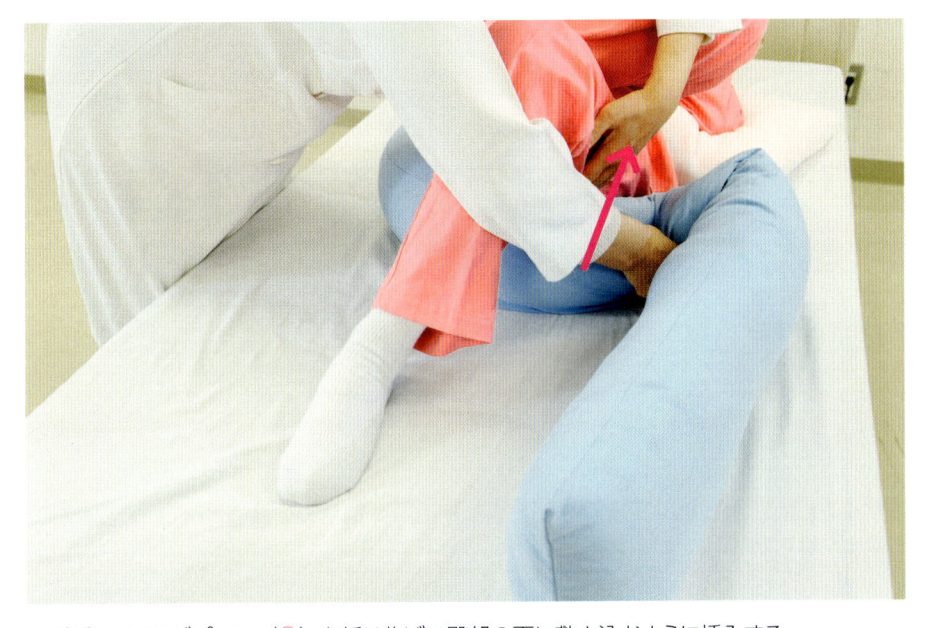

- ポジショニングピロー（Ⓐ）を折り曲げて臀部の下に敷き込むように挿入する

PART 3 ケースで考える"らくらく&シンプル"ポジショニング

1 臨床現場でよくみられるケースのポジショニング

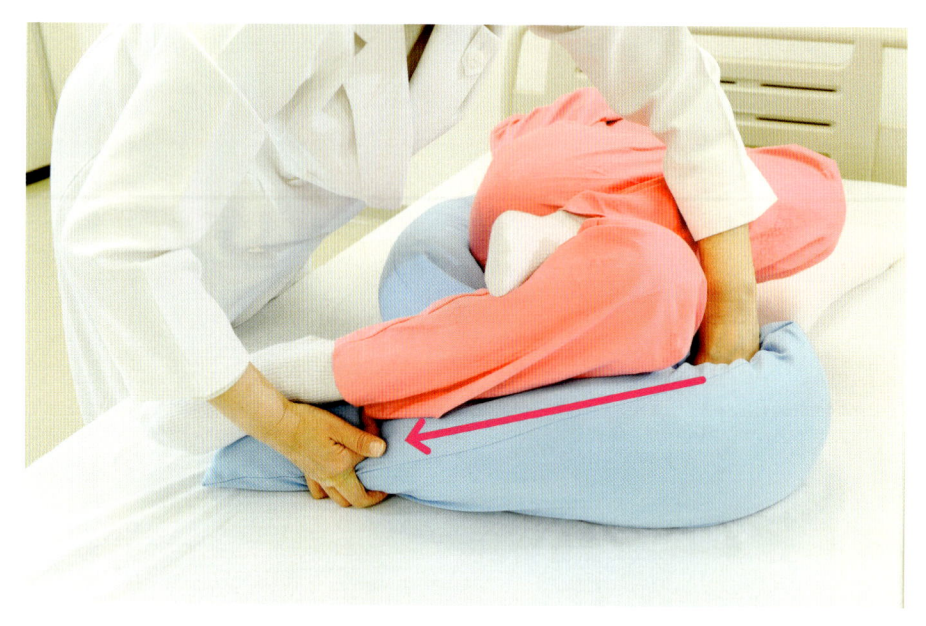

● 下側の下肢の部分圧迫を防ぐため、膝から足関節に沿ってポジショニングピロー（Ⓐ）を挿入する

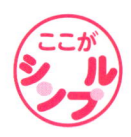

ここがシンプル　ポジショニングピローを変形させて、さまざまな体位に対応させる

- ポジショニングピローを変形させることで、身体のさまざまな部位に対応できる。使用するポジショニングピローの数も少なくできる
- ポジショニングピローを敷き込む際、部分圧を低くしなくてはいけない部位には、接する面積を広げるように形状形成を行う。それでもポイントがカバーできない場合は、形状の異なるポジショニングピローを使用するか、数を追加して対応する

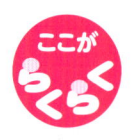

ここがらくらく　ポジショニングピローを身体に巻きつける

- 四肢が拘縮している身体に、ポジショニングピローを滑らかに巻きつくように挿入することで、安楽が得られる

ケース3　人工呼吸器装着患者

❶ ポジショニング前の体位の観察

　人工呼吸器装着患者は、機械・器具の装着により頭頸部の動きが制限されている。そのため、通常の観察に加え、機器による身体への影響（部分圧迫など）も追加的に観察し、「できる体位」と「できない体位」を見極め、頭頸部に十分配慮したポジショニングを行う。

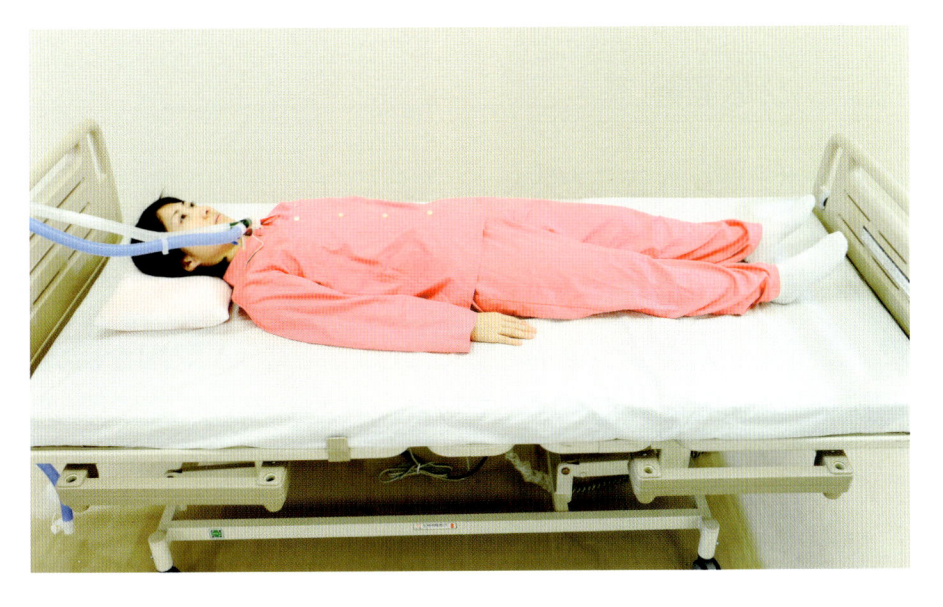

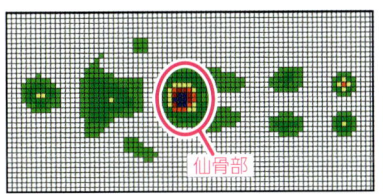

● 機器によって頭頸部の動きが制限され、仰臥位をとることが多くなる。そのため、仙骨部を中心に体圧が上昇する

ここが大切！
頭頸部に配慮したポジショニングを考える

② ポジショニングの実施

30度側臥位

ポジショニング後の体位のイメージ

　人工呼吸器を装着しているため、側臥位を計画しても角度の制限を受ける。どのくらいまで角度をつけることができるかを見極めたうえでポジショニングを行う。部分圧迫の予防と併せて肺循環を刺激することも必要なため、膝上げ・背上げの状態で三角形のポジショニングピローを挿入して左右のローテーションにバリエーションをつけることも考慮する。

ポジショニングの実際

●シンプルポジショニング

　ベッドの背上げ機能を使用し、背上げや左右のローテーションなどの体位変換を計画すると、使用するポジショニングピローも最少数で、安全・安楽なポジショニングが可能となる。このときに先に膝上げ・背上げをしてから身体を左右のいずれかに傾けるようにするのが重要である。左右の側臥位にする場合は、上半身と下半身にねじれが生じないように、同一角度で側臥位が取れるよう配慮する。このとき、肩・腰・膝のラインが平行になるように体位を整える。特に下半身のねじれは、肩と膝の位置関係（内側に入りすぎず、外側にはずれすぎない）で確認できる。

正面から見たところ

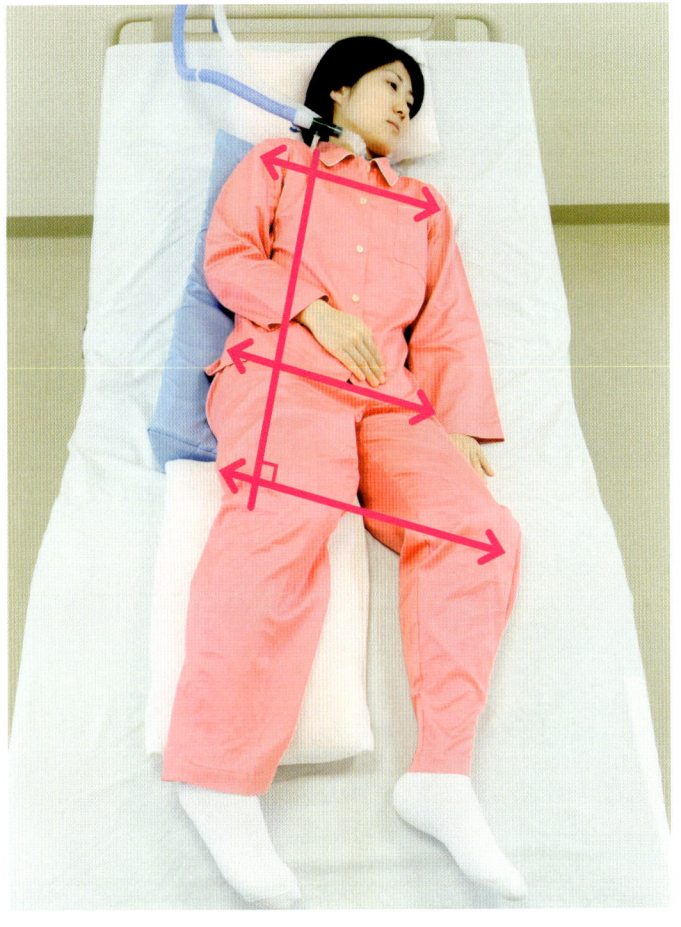

- 身体全体に広い接触面積が得られている。左臀筋に圧を集中させている

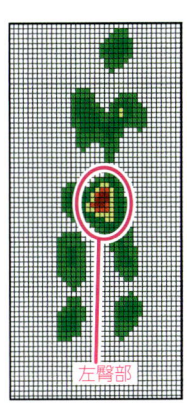

- 両肩、両腰、両膝を結ぶ線が互いに平行となり、肩と膝を結ぶ線と両膝を結ぶ線と直交するように姿勢を整える。人工呼吸器のラインを意識しながら、頭部と上半身を軽度傾けるようにし、背部には三角形のポジショニングピロー（Ⓐ）を挿入する。その後、下半身にポジショニングピロー（Ⓑ）を挿入し、頭部、上半身、下半身にねじれが生じないようにする

左臀部

使用物品

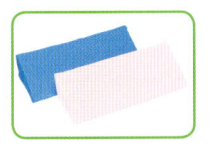

Ⓐ P.128（2）

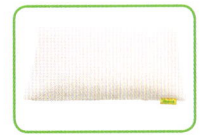

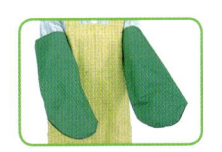

Ⓑ P.128（1・ラージ）

Ⓒ P.131（18）

PART 3 ケースで考える "らくらく&シンプル" ポジショニング

臨床現場でよくみられるケースのポジショニング

ポジショニングのポイント

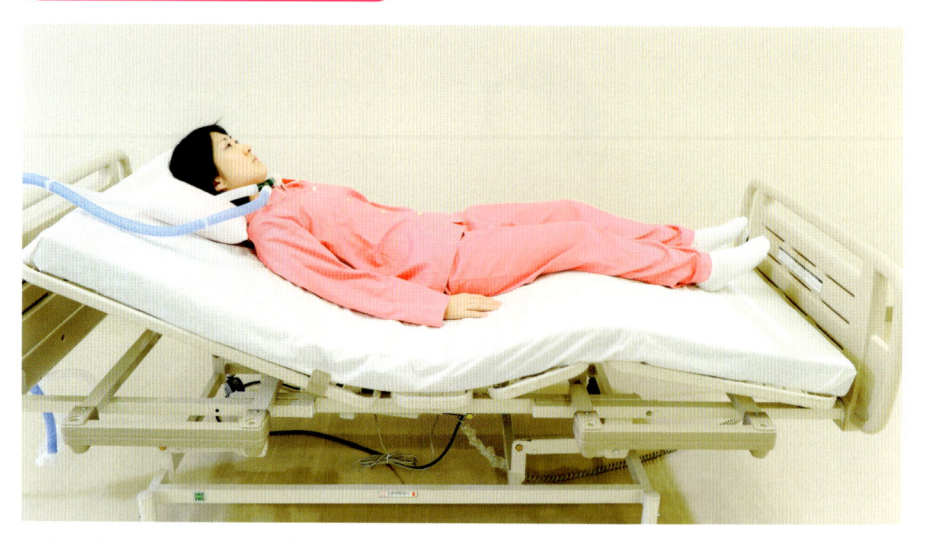

- 仰臥位からベッドの膝上げ・背上げをすると、背部から臀部、下肢にずれ力が生じるので、背抜きや下肢の置き直しを行ってずれ力を解消する

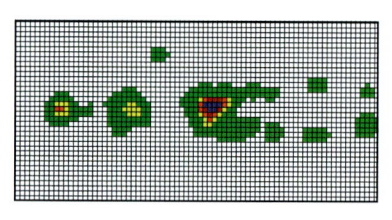

● **背抜き・置き直し前**
背部から臀部にかけて高い圧がかかっている。接触面積もやや狭い状態である

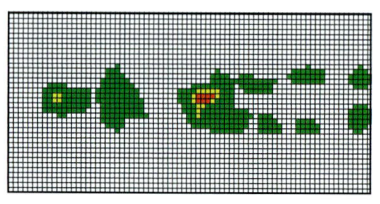

● **背抜き・置き直し後**
背抜き・置き直しをしたことで、背部の圧が減少し、臀部にかかる圧と、高い圧がかかっている面積が縮小している

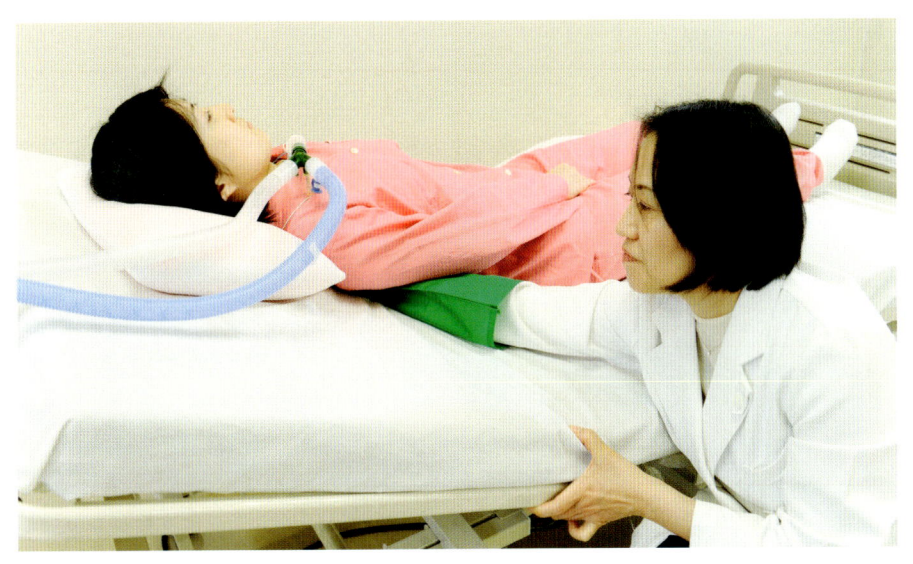

- 人工呼吸器装着患者は頭頸部の動きが制限されているために、背抜きが難しい。そこで、表面が滑りやすい素材でできている介護用品マルチグローブ（Ⓒ）を使う。背部（体圧が強い部分）へ手を挿入し、腰に向かってならすように動かして行う

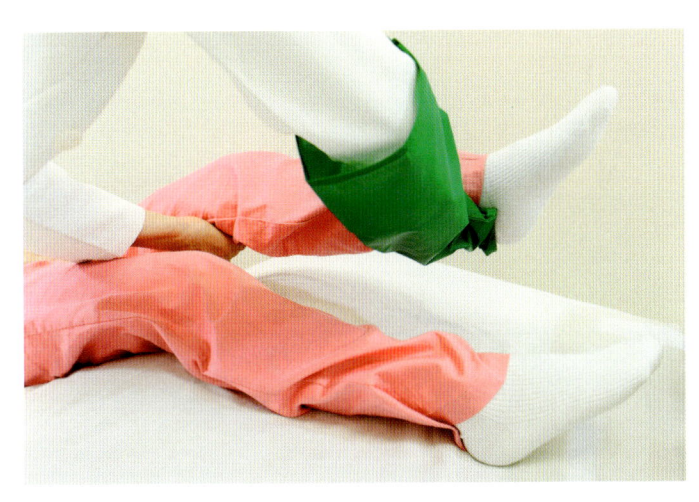

- 下肢の置き直しをする。下肢を上げられないときは、背抜きの場合と同様に、介護用品マルチグローブを用いて下肢（ベッドに接し体圧が強い部分）に手を挿入し、踵に向かってならすように動かす。特に、支点となる踵部はずれ力が生じやすいので、しっかり置き直しをする

PART 3 ケースで考える "らくらく＆シンプル" ポジショニング

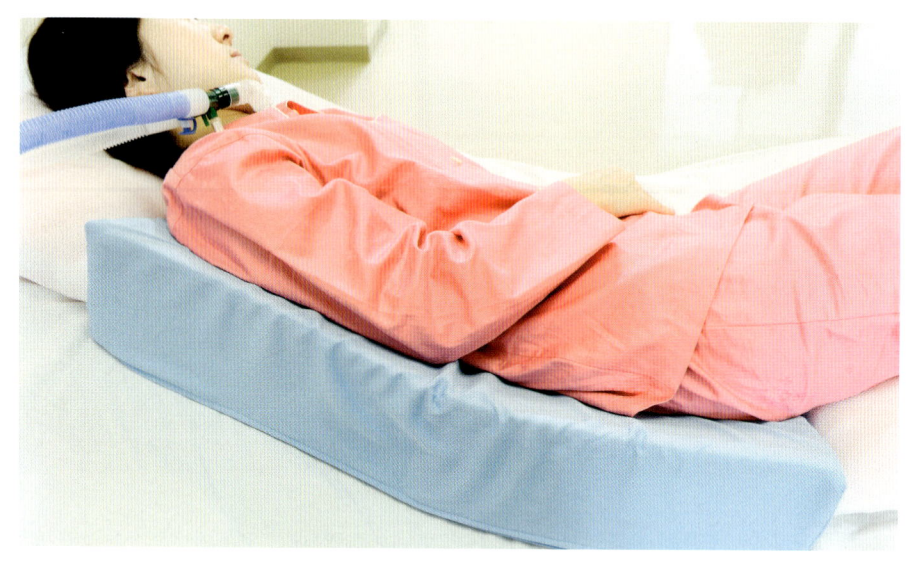

臨床現場でよくみられるケースのポジショニング

● 三角形のポジショニングピロー（Ⓐ）を使って側臥位にする。側臥位の角度をつけるため、肩から臀部をしっかり支えるように挿入する

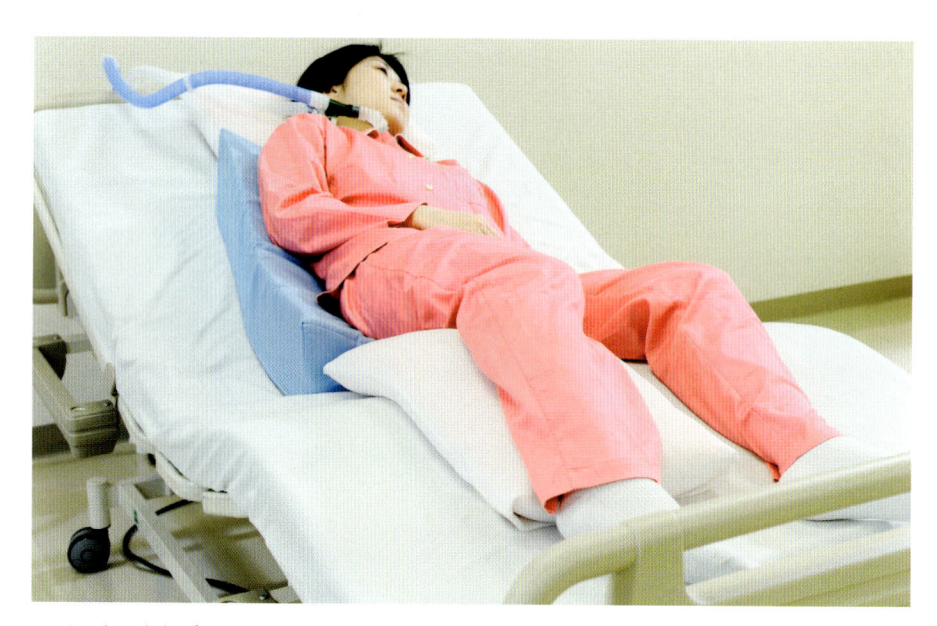

● ベッドの膝上げ角度に下半身を合わせる。続けて、上半身と下半身が同じ傾斜角となるように下肢の下にポジショニングピロー（Ⓑ）を挿入する

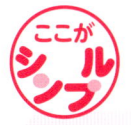

ここがシンプル ポジショニングピローの代わりにベッドの背上げ・膝上げ機能を活用する

- ベッドの背上げ・膝上げ機能を活用することで、ポジショニングピローの数と種類を少なくできる
- 頭部を挙上する場合、わずかな挙上でも背部や下肢にずれ力が発生するので、背抜きや下肢の置き直しは必ず行う

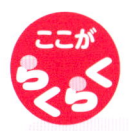

ここがらくらく 体位に制限を受けやすい場合は"スモールチェンジ"で対応する

- 機器の使用のために体位に制限を受ける場合は、制限の範囲内で可能な体位変更（スモールチェンジ）を行う
- わずかな動きでもずれ力やしわが生じるので、圧抜きやしわの除去が不可欠である

1 臨床現場でよくみられるケースのポジショニング

One アドバイス Point　膝上げ・背上げをしてから体位変換

　臨床の現場では、まず仰臥位から軽度側臥位にして、そのあとに背上げを行うケースが多くみられるが、これは手順が逆である。背上げをすると背部にずれ力がかかる。そのためまず背上げをし、背抜きによりずれ力を解消してから側臥位にする。

　ポジショニングピローを挿入して側臥位にしてから膝上げ・背上げをすると、身体の下側にずれが生じたり、寝具・寝衣にしわができるので、安楽でないばかりか皮膚に障害が発生する恐れがある。

　正しい手順で行った場合と逆の手順で行った場合の体圧を比較した。逆の手順でポジショニングを行った場合、残存しているずれ力によって体圧が上昇していることがわかる。

誤った（逆の）手順

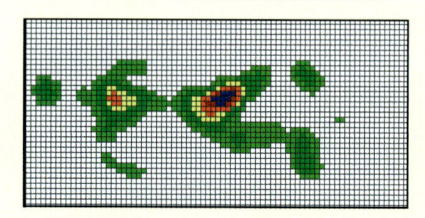

● ポジショニングピロー挿入→膝上げ・背上げ。ずれ力が残っているため、体圧が上昇している

正しい手順

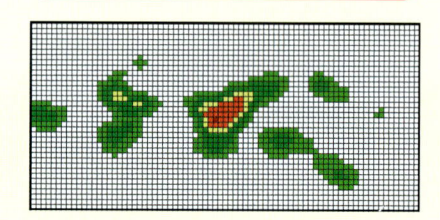

● 膝上げ・背上げ→ポジショニングピロー挿入。ずれ力が解消されているので、体圧が分散されている

誤った（逆の）手順

❶

❷

- ポジショニングピローを挿入してから膝上げ・背上げをすると背部にずれ力がかかった状態を強いるため、行わない

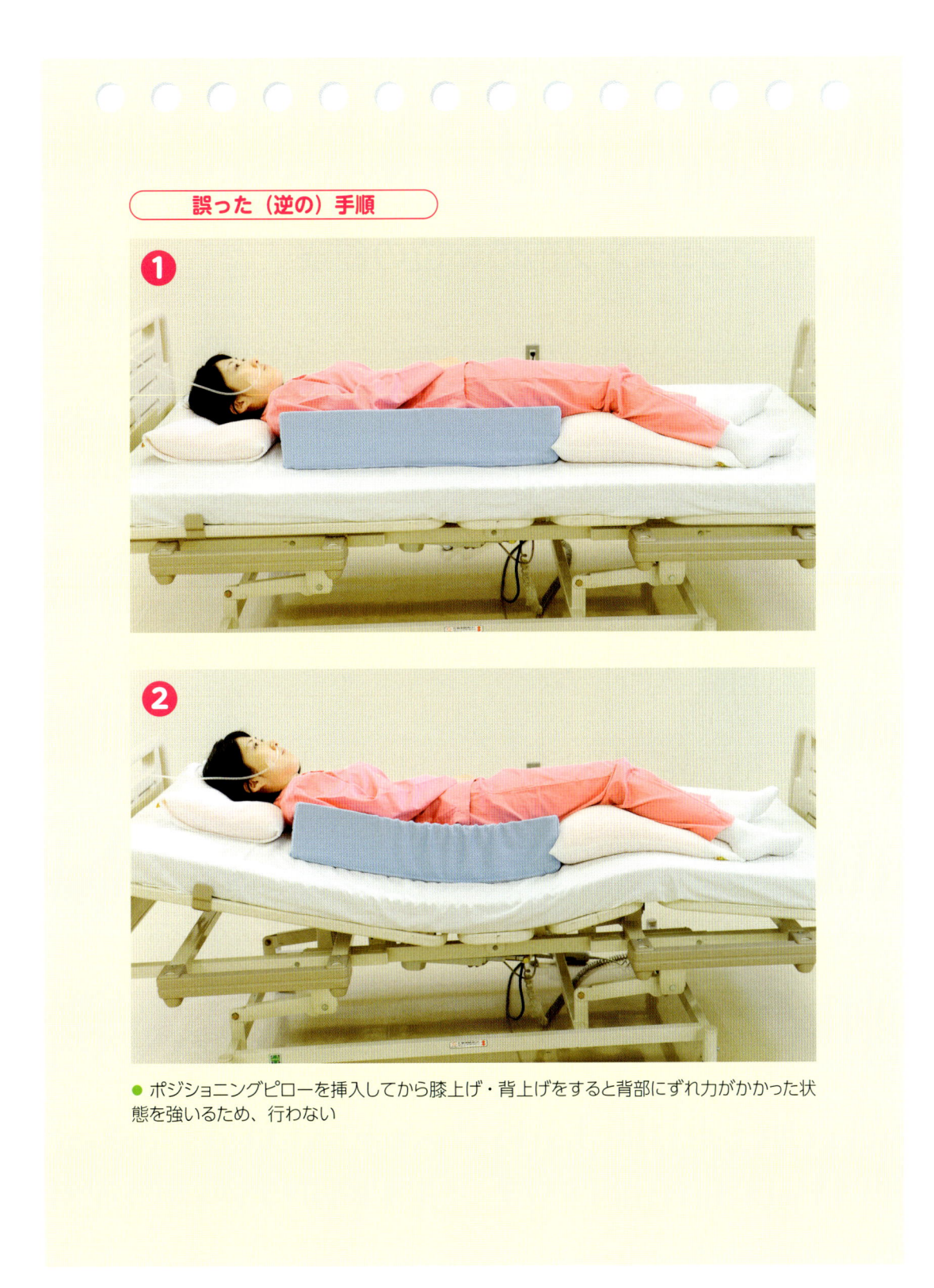

> ケース 4 **脊髄損傷患者**
> （頸椎カラー固定などによる体位制限の大きな患者）

❶ ポジショニング前の体位の観察

　脊髄損傷患者の場合は、損傷部の安静が治療上の目標となり、医師から指示された頸椎角を維持する必要がある。また、脊髄損傷部位の違いにより、身体麻痺のレベルと部位が異なってくる。そこで、頸椎角が指示されたとおりであるか、麻痺した身体が生理的彎曲に近づくような自然な状態であるか否かを観察する。さらに、同一体位による部分圧迫からの障害が、どこに起こりうるかも観察する

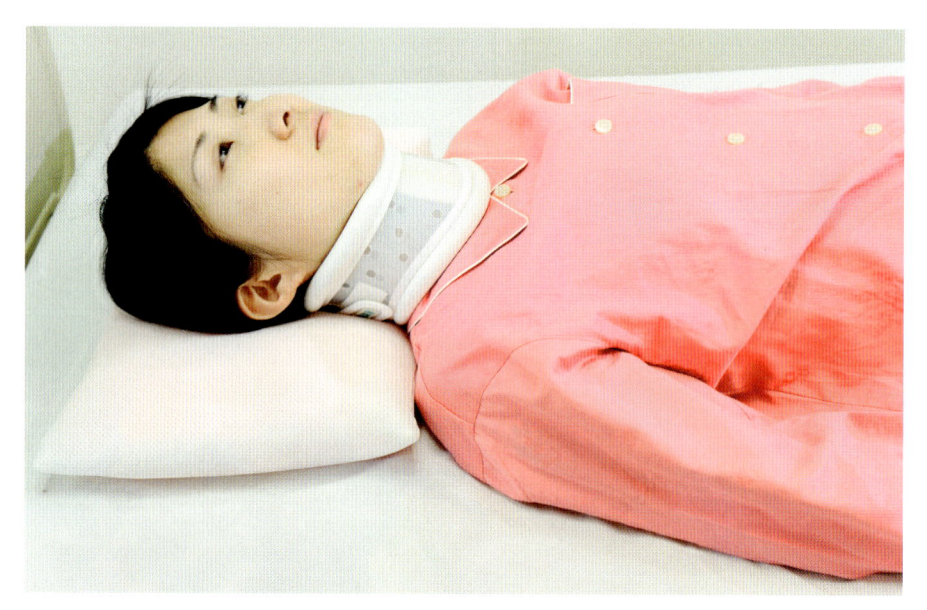

● 脊髄損傷患者のポジショニングでは、どのような体位であれ医師が指示した頸椎角を守ることが求められる

💡ここが大切！
医師が指示した頸椎角を維持する

(左側帯）1 臨床現場でよくみられるケースのポジショニング

2 ポジショニングの実施

完全側臥位

ポジショニング後の体位のイメージ

　脊髄損傷では、どのような体位であれ指示された頸椎角を守らなくてはならない。そのため、目指す体位を取る際に、頸椎角を維持するために、どのようなポジショニングピローをどう使う必要があるかをイメージする。麻痺により身体が支えられず、頸椎角へ影響を及ぼすこともあるので、安定した状態で支えられるようにすることも必要である。

ポジショニングの実際

●シンプルポジショニング

　脊髄損傷患者を側臥位、あるいはほかの体位にする場合、頭部と頸の位置を維持しながら、目的とする体位へ変換する。場合によっては頸椎カラーなどを使用することで、頸椎角を維持しつつ、安全・安心に行える。頸部の角度は指示角度を守り、麻痺のある身体は、頸部角度へ支障をきたさないよう、背部の生理的彎曲を意識しながら、上半身・下半身がしっかり支えられるようにする。

　下半身を支える際には、ポジショニングピローの厚さが重要で、身体幅に見合う厚さを検討する。厚さが足りない場合は、腰のねじれを大きくしてしまい、麻痺した身体を前方へねじるような体位となる。逆に厚すぎると後方へねじるような体位となってしまう。

　上半身を支えるためのポジショニングピローも使用したほうがよい。ただし、上肢にしびれ感が強い場合には、ポジショニングピローを前胸部に置いて上肢を支えることが苦痛となることもある。このようなときには上肢への支えは行わず、頸部（頭部から肩）をしっかり支えるようにする。

1 臨床現場でよくみられるケースのポジショニング

側面から見たところ

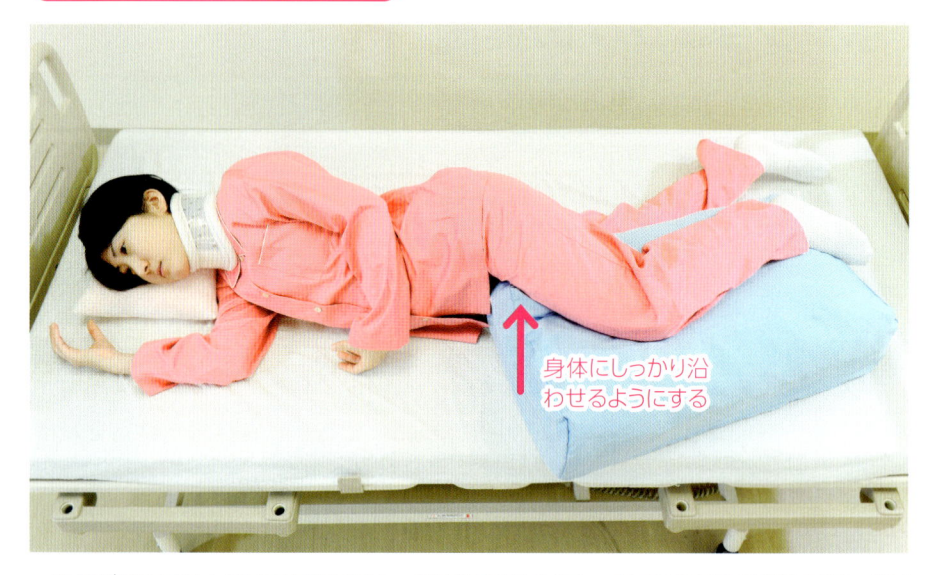

身体にしっかり沿わせるようにする

- 体位が安定するように両下肢を開き、基底面を広くする。上になるほうの下肢の下にポジショニングピロー（Ⓐ）を挿入する

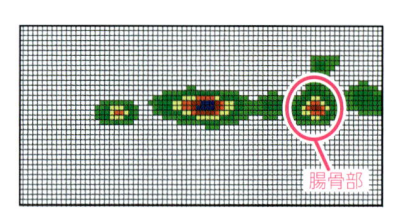

● **ポジショニングピロー不使用時**
ポジショニングピロー不使用時には、肩から脇部、腸骨部の体圧が高くなっている

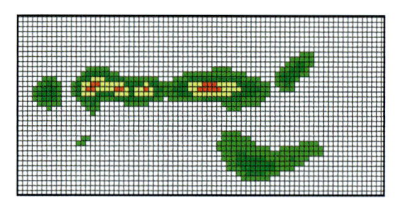

腸骨部

● **ポジショニングピロー使用時**
下半身にポジショニングピローを挿入することで、腸骨部だけでなく、肩から脇までの圧も調整される

使用物品

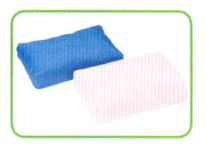

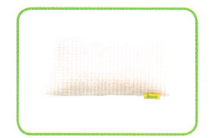

Ⓐ P.128（5）　　Ⓑ P.128（1・ノーマル）　　Ⓒ P.131（18）

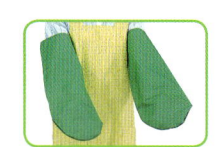

ポジショニングのポイント

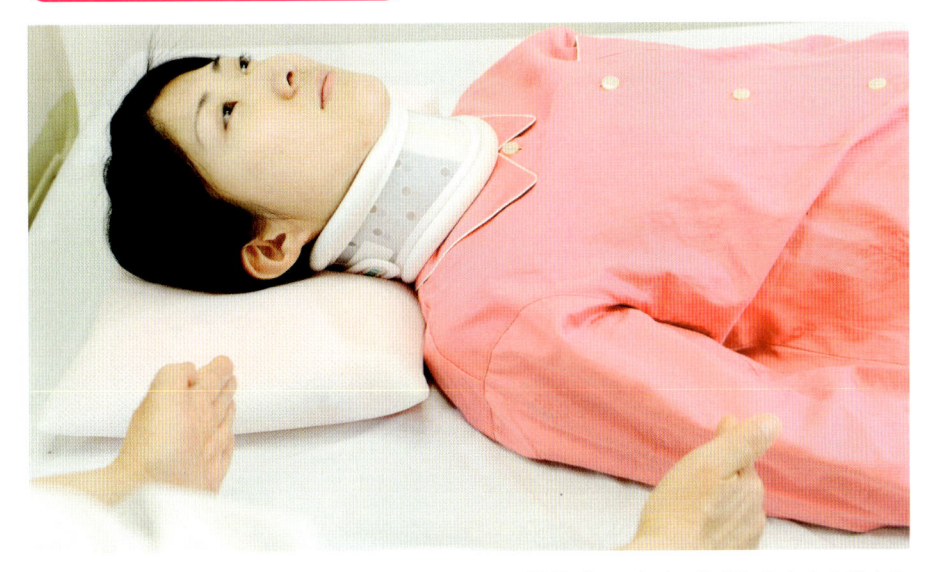

- 頸椎部を指示どおりの角度で支えるためには、頸椎部だけでなく、胸部から上の上半身も一体として支持する

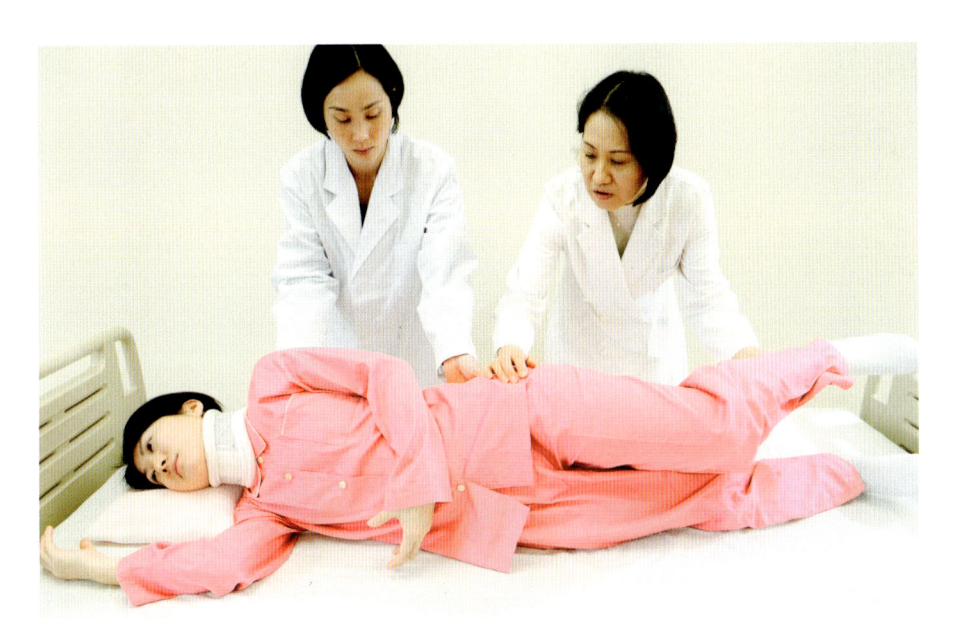

- 頸椎角を維持するために体位変換は2人で行う。1人が頭頸部を支え、もう1人が下半身を支える。2人が息を合わせて同時に体位変換を行うことで、身体にねじれが生じないようにする

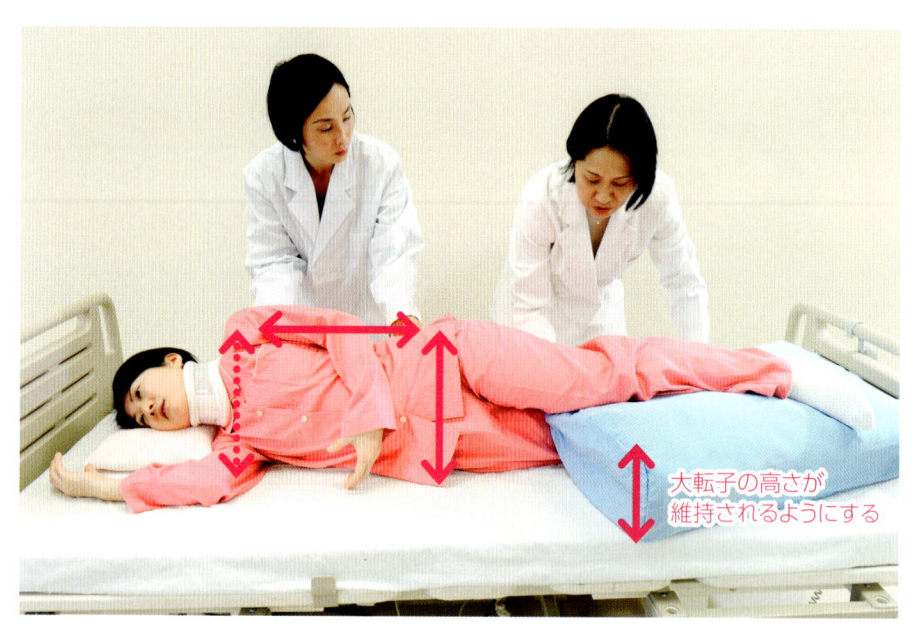

1 臨床現場でよくみられるケースのポジショニング

大転子の高さが維持されるようにする

- 大転子が肩峰と同じ高さになるように、下肢をしっかりポジショニングピロー（Ⓐ）に乗せる。下肢をポジショニングピローに乗せるときには膝を軽く曲げる。膝を曲げることでポジショニングピローに下肢がしっかり乗るだけでなく、下肢の緊張がとれる

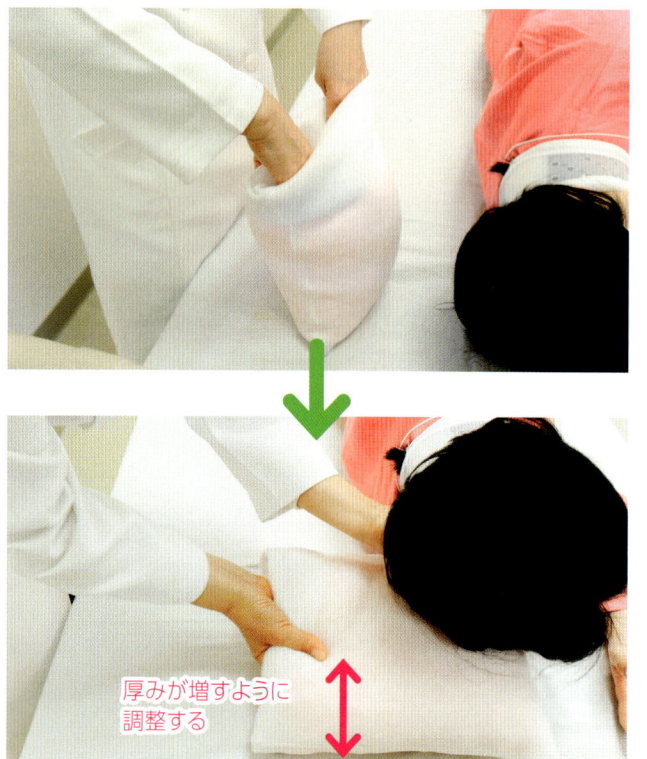

厚みが増すように調整する

- 頸部の横倒れを防止するため、枕（Ⓑ）の高さを調整する。枕の中身（ビーズ）を寄せ、適切な高さに維持して挿入する

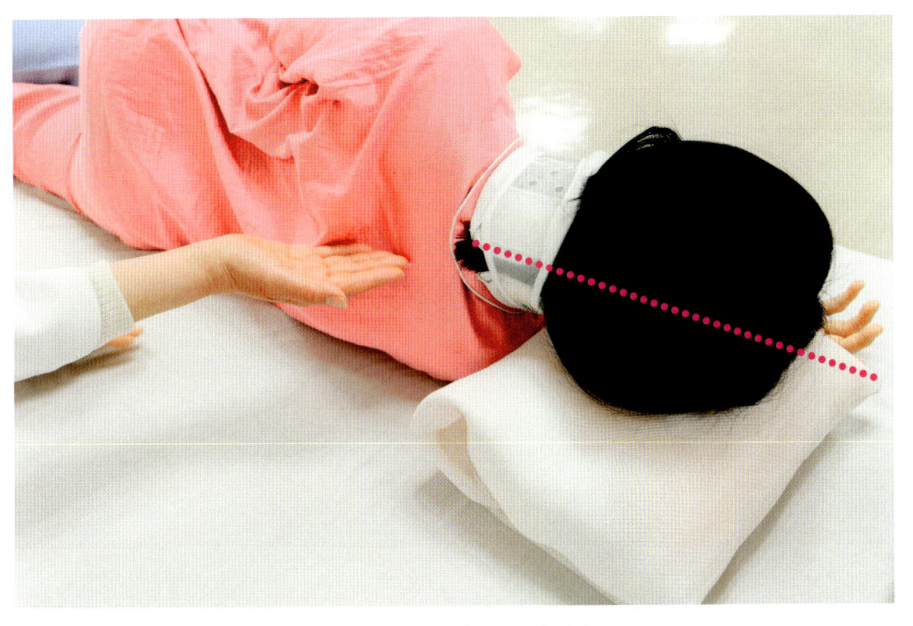

● 頭部の正中線と脊柱線が一直線上にあるかどうかを確認する

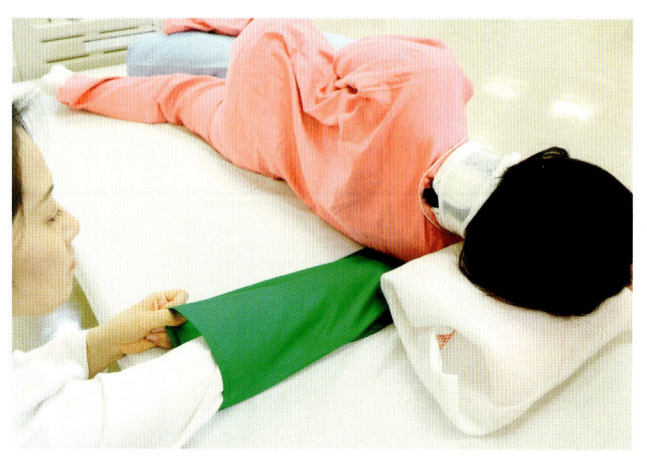

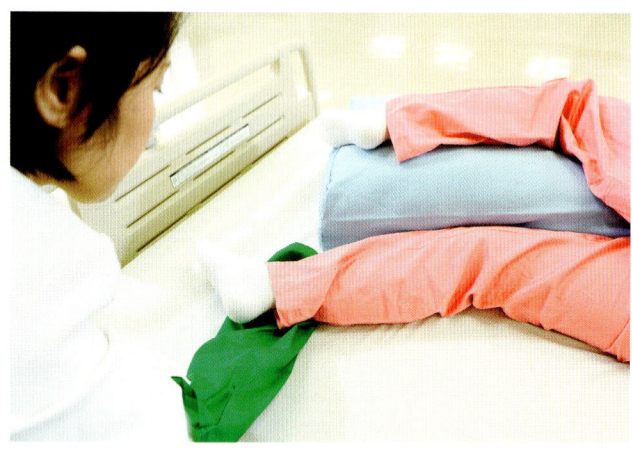

臨床現場でよくみられるケースのポジショニング

● 体位変換によって生じたずれ力を解消し、併せて寝具・寝衣のしわも取り除くために、介護用品マルチグローブ（Ⓒ）を使って、圧抜き、しわ伸ばしを行う。肩部、腰部、膝部、踵部など圧が高い部位に行う

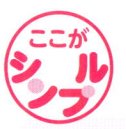

ここがシンプル ポジショニングピローを変形させて、さまざまな体位に対応させる

- ポジショニングピロー（枕）の厚さや素材特性を活かしながら変形させると、さまざまな頸椎角に対応でき、使用するポジショニングピローの種類や数を少なくできる
- 頸椎角を維持できるように、枕の高さの工夫、上半身・下半身の姿勢維持に努める

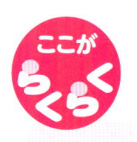

ここがらくらく ずれ力や寝衣・寝具のしわを除去する

- ポジショニングの仕上げとして、圧抜きやしわの除去を忘れない

ケース5 シムス位をとっている患者

① ポジショニング前の体位の観察

　関節の拘縮や変形がある患者はシムス位が不適切であったり、麻痺のある患者ではシムス位をとると手の巻き込みなどを生じる可能性がある。したがって、患者の各関節の可動性や変形の有無、麻痺の有無と程度を観察する。

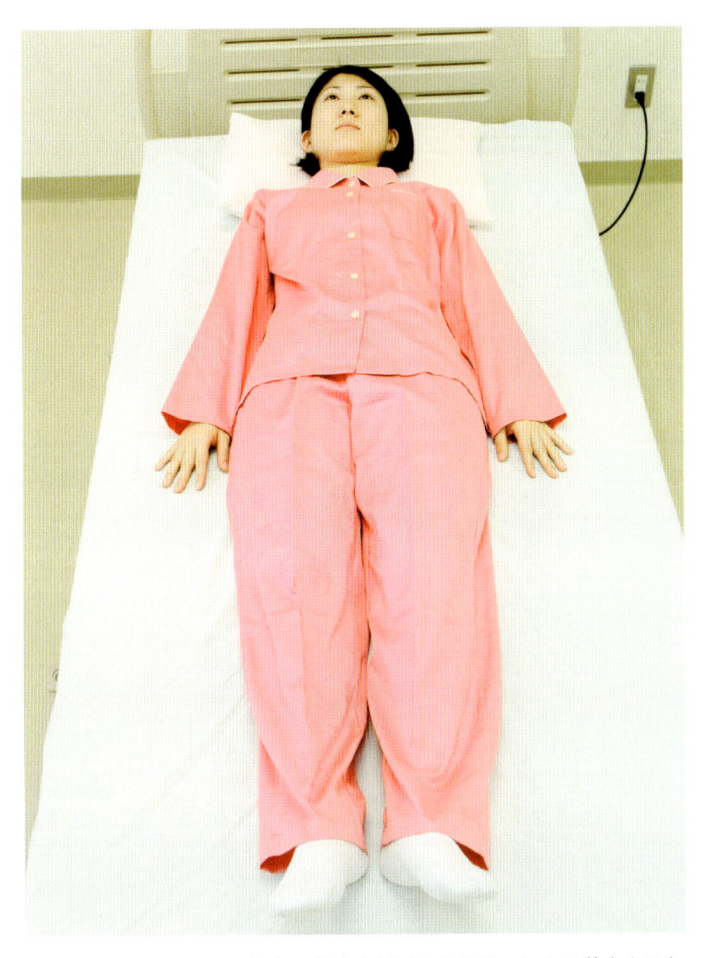

● 関節の拘縮・変形や麻痺の程度を観察したうえでシムス位をとるかどうか判断する

② ポジショニングの実施

完全側臥位

ポジショニング後の体位のイメージ

　シムス位は腹臥位に近い体位だが、左右どちらかの体側を軽く挙上させる。患者の状態を観察しながら、左右どちらを挙上させることが適切かを判断するとともに、どこにどのようなポジショニングピローを挿入するとよいか、ポジショニングピローの位置と形状を考える。

ポジショニングの実際

●シンプルポジショニング

正面から見たところ

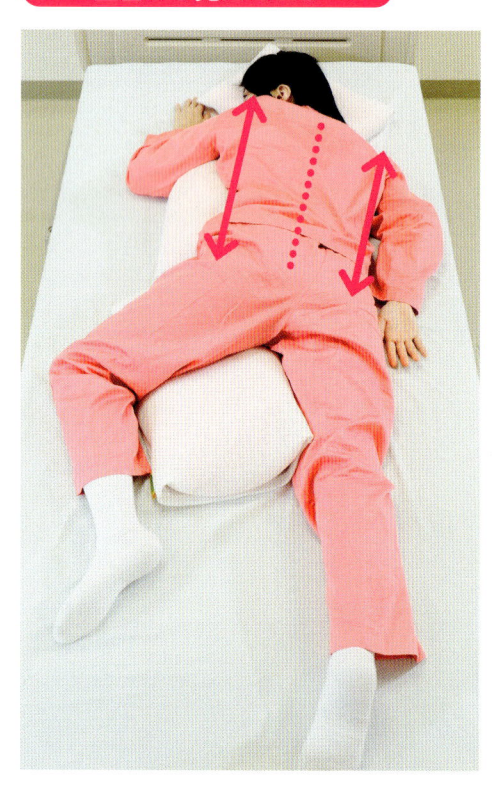

- 脊柱に対して肩と腰を結ぶ線がほぼ平行になるように、ポジショニングピローを挿入する。まず、より重い下半身へポジショニングピロー（Ⓐ）を挿入し、その状況に合わせて上半身にポジショニングピロー（Ⓐ）を挿入する

● **ポジショニングピロー不使用時**
右頭部、右肩部、右腸骨部および左膝部の体圧が高く、接触面積も狭い

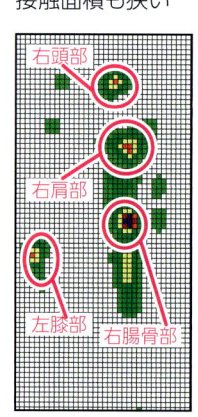

● **ポジショニングピロー使用時**
接触面積が広がり、不使用時に高かった部位の圧は低下している

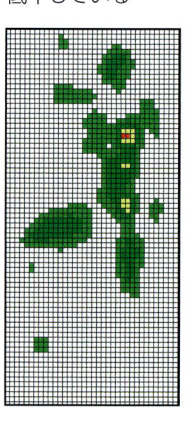

ポジショニングのポイント

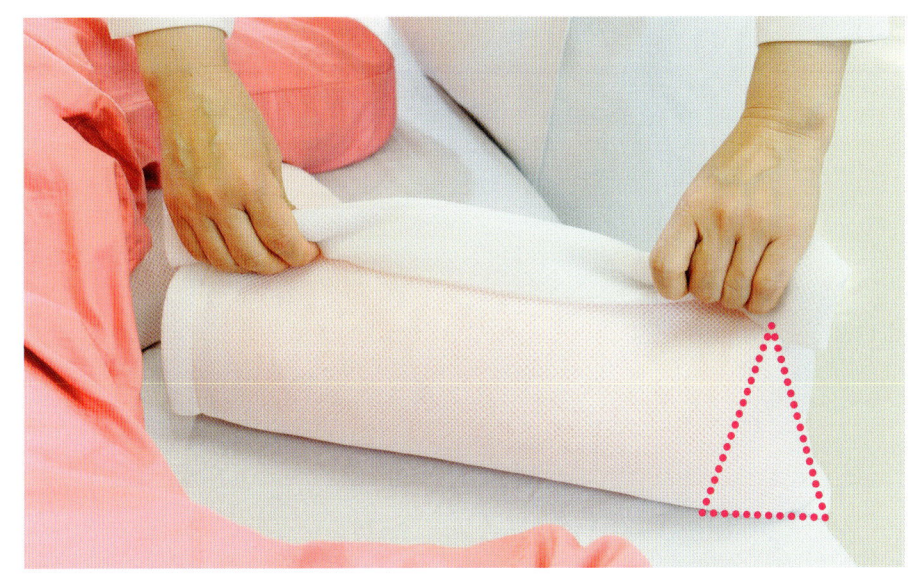

- 上半身に挿入するポジショニングピロー（Ⓐ）の中身を一方に寄せて三角形状にする。

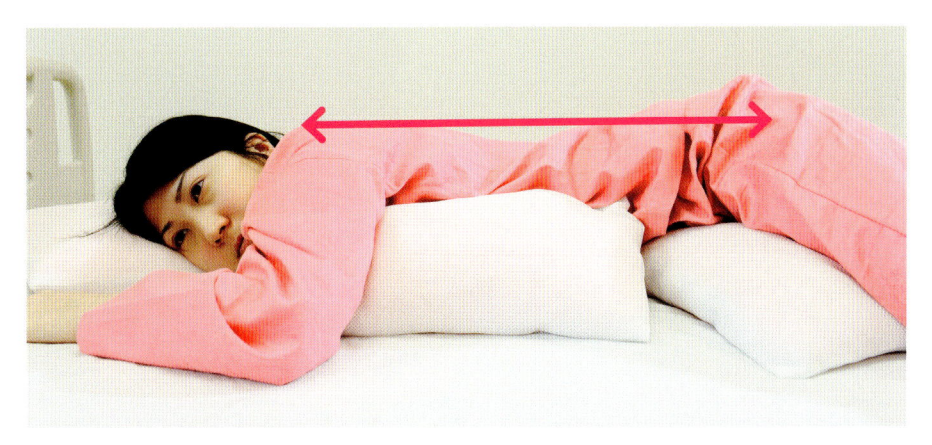

- 上半身と下半身が同じ高さとなるようにポジショニングピローの高さをそろえる。肩と頭部の上端が同じ高さになるように枕と上半身のポジショニングピローを調整する。また上半身のポジショニングピローは、三角形に形成した一辺が身体に沿うように挿入する

使用物品

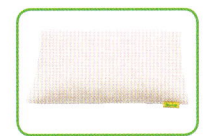

Ⓐ P.128（1・ラージ）

PART 3 ケースで考える "らくらく&シンプル" ポジショニング

111

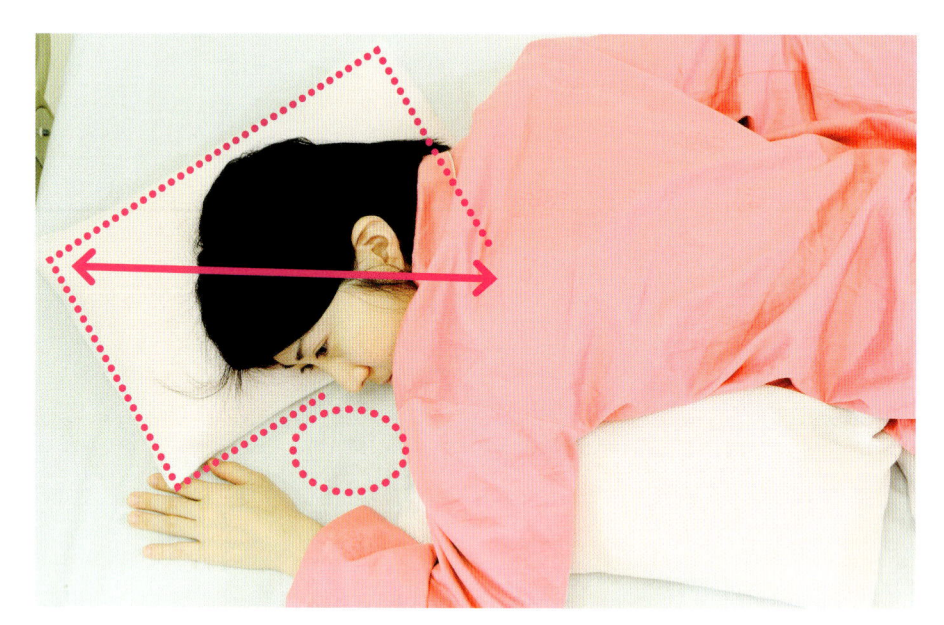

1 臨床現場でよくみられるケースのポジショニング

● 頭部の枕は、横から見たときに頭部と肩が同じ高さになるようにする。枕の対角線と体軸が合うようにして頭部を乗せると、頭部がしっかり支えられるとともに、顔の前にスペースができるので呼吸が妨げられない

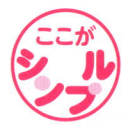

ここがシンプル 変形できるポジショニングピローを使って体型に応じた挿入をする

● さまざまな形状に変形できるポジショニングピローを使うことで、多くの体型や姿勢に対応できる

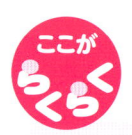

ここがらくらく 胸や腹部は柔らかいポジショニングピローで支持

● 胸や腹部は、柔らかい素材でできたポジショニングピローで支えると、圧迫が生じず、安楽感をもたらすことができる
● 頭部も含めた上半身・下半身を同じ角度で支持するようにする

ケース6 経鼻経管栄養法を行っている患者

❶ ポジショニング前の体位の観察

　経鼻経管栄養法を行っている患者では、仰臥位をとる場合と同様に、体軸のねじれや各関節の変形・拘縮の有無を観察する必要がある。また、経口摂取ができないことから栄養状態の不良も考えられるため、栄養状態の不良による骨突出などの有無も確認する必要がある。

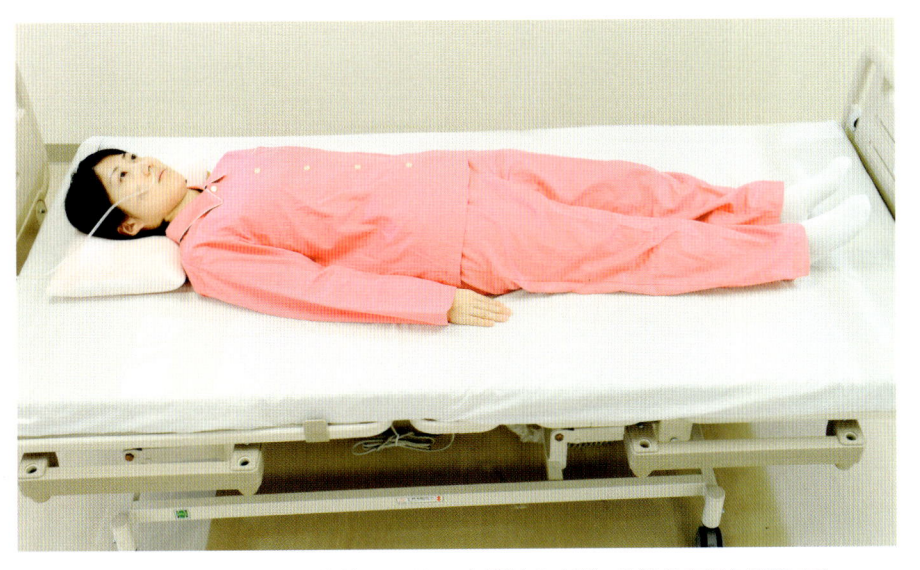

● 仰臥位をとる場合と同様に、体軸のねじれ、各関節の変形・拘縮の有無を確認する

1 臨床現場でよくみられるケースのポジショニング

② ポジショニングの実施

30度側臥位

ポジショニング後の体位のイメージ

　経鼻経管栄養法では、栄養注入施行中は、誤嚥や逆流を防止するためになかなか体位を変えられず、時間も2時間以上かけてゆっくりと注入する場合が多いことを念頭に置いてポジショニングを考える。頭部の挙上角度は、臀部の接触面積が最も広くなる30度以内とし、胃部の圧迫などを防ぐために体軸がねじれないようにする。

💡 **ここが大切！**
先に膝上げ・背上げを行ってから30度側臥位にする

ポジショニングの実際

●シンプルポジショニング

側面から見たところ

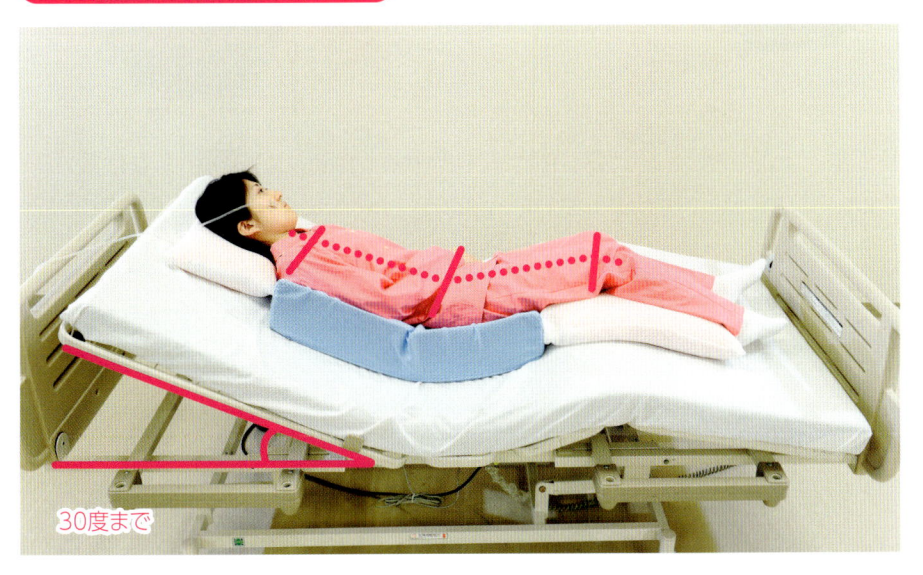

30度まで

- 膝上げ、背上げ、背抜き後に上半身へ三角形のポジショニングピロー（Ⓐ）を挿入し、続けて下半身にポジショニングピロー（Ⓑ）を挿入する。このときに頭部の挙上角度（ベッドの背上げ角度）は30度以内とし、体軸と両肩、両腰、両膝を結ぶ線が直交するようにする

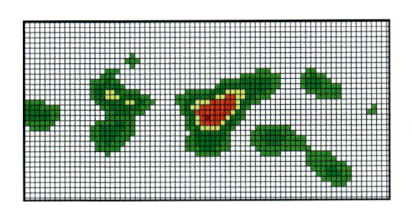

- 全身の接触面積が広がっており、左臀部に体圧を集中させられている

使用物品

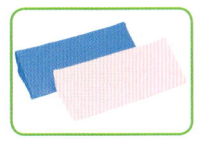

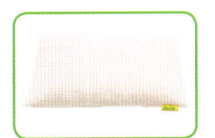

Ⓐ P.128（2）　　Ⓑ P.128（1・ラージ）　　Ⓒ P.131（18）

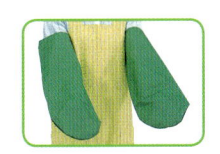

1 臨床現場でよくみられるケースのポジショニング

ポジショニングのポイント

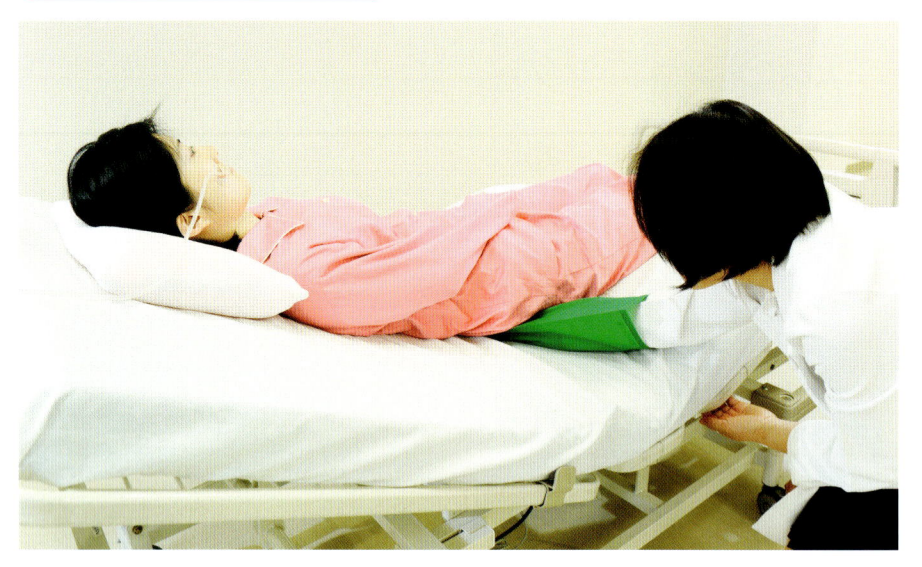

- 膝上げ、背上げの順でベッドを挙上させる。膝上げ、背上げによって身体にずれ力が発生するので、背抜きや下肢の置き直しを行う。必要に応じて介護用具マルチグローブ（Ⓒ）を使用する

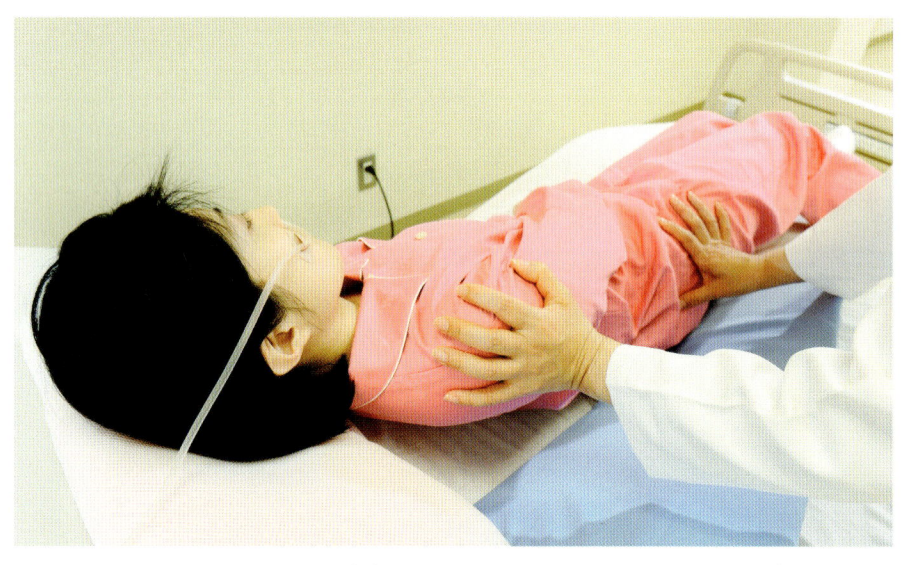

- 背部に三角形状のポジショニングピロー（Ⓐ）を挿入する。ポジショニングピローの挿入の深さは患者の体格から判断する

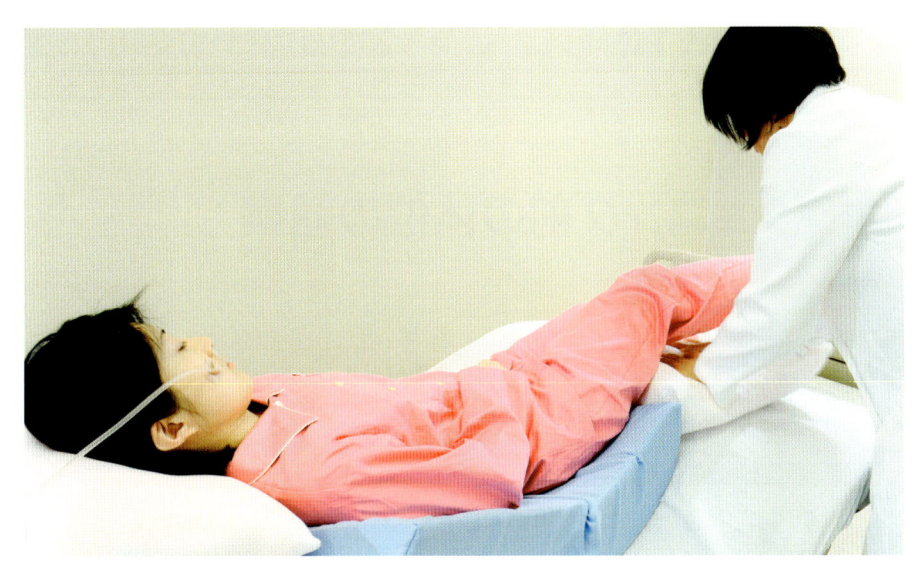

● 下半身にねじれが生じないように下肢の下にもポジショニングピロー（Ⓑ）を挿入する

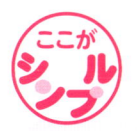

ここがシンプル ポジショニングピローの代わりにベッドの膝上げ・背上げ機能を活用する

- ベッドの膝上げ・背上げ機能を活用することで、使用するポジショニングピローの数と種類を少なくできる
- 経鼻経管栄養法を行っている場合、頭部の挙上角を大きくしない（30度以内にする）
- 胃の形状を考慮すると、体位は軽度側臥位から30度側臥位までにするのがよい

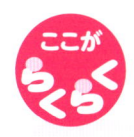

ここがらくらく 栄養注入途中に体位がくずれないようにする

- 栄養注入途中に体位がくずれないように、体位はしっかり安定させる
- 背面のずれ力を解消し、しわを取り除くと安楽になる

ケース7 車椅子を使用している四肢拘縮患者

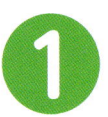

❶ ポジショニング前の体位の観察

患者が車椅子に座った状態で、上半身・下半身の傾き・ねじれを観察するとともに、体軸に対し、両肩、両腰を結ぶ線がどのような位置関係にあるのかを確認する。さらに、股関節の拘縮具合から、大転子の骨突出の程度などを評価する。

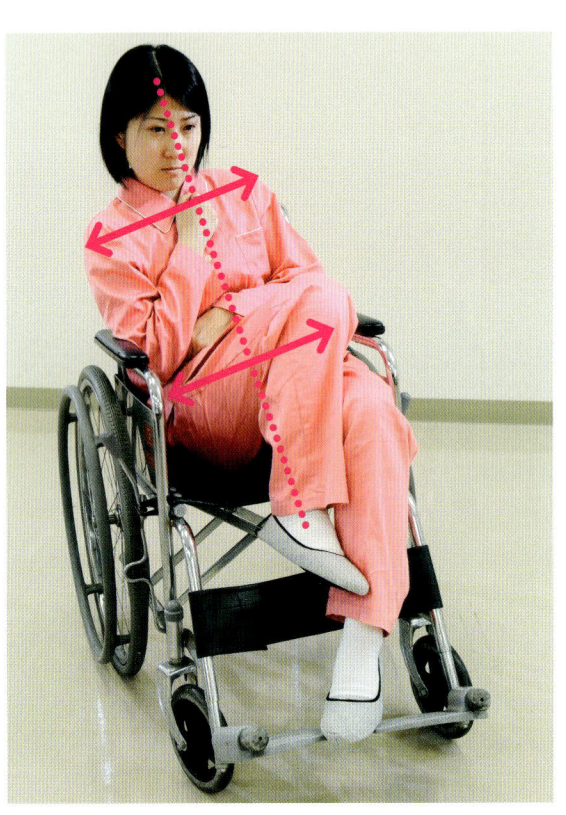

- 体軸に対する両肩、両腰を結ぶ線の位置関係を確認する

- 腰部のねじれのため、右側で高い体圧を示す部分の面積が大きくなっている

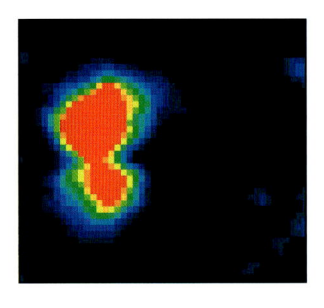

> 💡 **ここが大切！**
> 車椅子に座った状態で傾き・ねじれを観察する

2 ポジショニングの実施

車椅子上での座位

ポジショニング後の体位のイメージ

　上半身の傾き・ねじれがなく脊柱がまっすぐになった状態をイメージする。また、下半身のねじれ（骨盤のねじれ）を調整し、股関節の拘縮のために空いている隙間にポジショニングピローを挿入することで臀部の接触面を広くし、かつ体重を臀部全体で支える姿勢をイメージする。

ポジショニングの実際

● **シンプルポジショニング**
　車椅子が患者の身体に合っていない場合

正面から見たところ

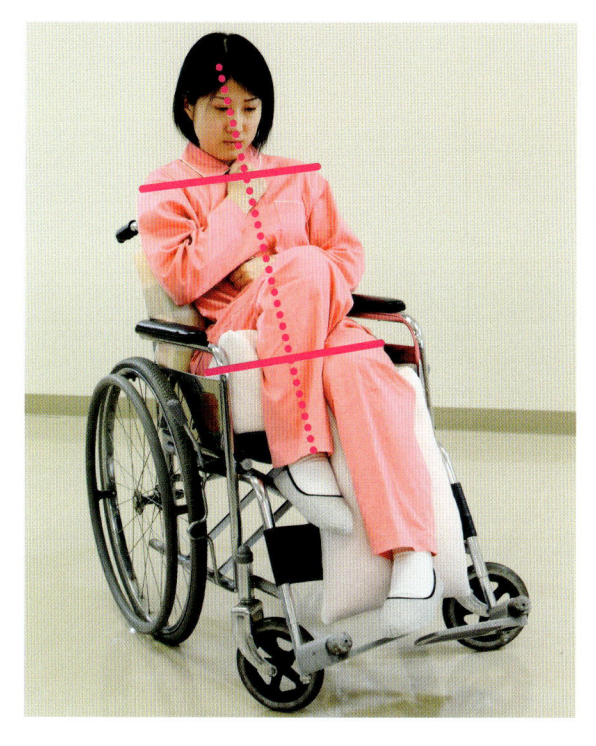

- 座面（下半身）の調整後に上半身を調整する。座面は拘縮による浮きに対して隙間がないようにポジショニングピロー（Ⓒ）を挿入する。上半身は一方にポジショニングピロー（Ⓑ）を挿入し、傾きやねじれを調整する。座面に対して脊柱がまっすぐ伸び、両肩および両腰を結ぶ線と体軸が直交するようにする。下肢下に浮きや隙間があった場合は、骨盤面が水平になるよう意識し、ポジショニングピロー（Ⓓ）を挿入する

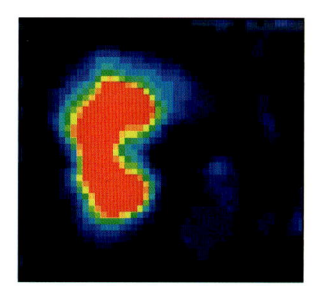

- 接触面積が広がり、左右で広がりに偏りがみられない

PART 3　ケースで考える "らくらく&シンプル" ポジショニング

1 臨床現場でよくみられるケースのポジショニング

ポジショニングのポイント

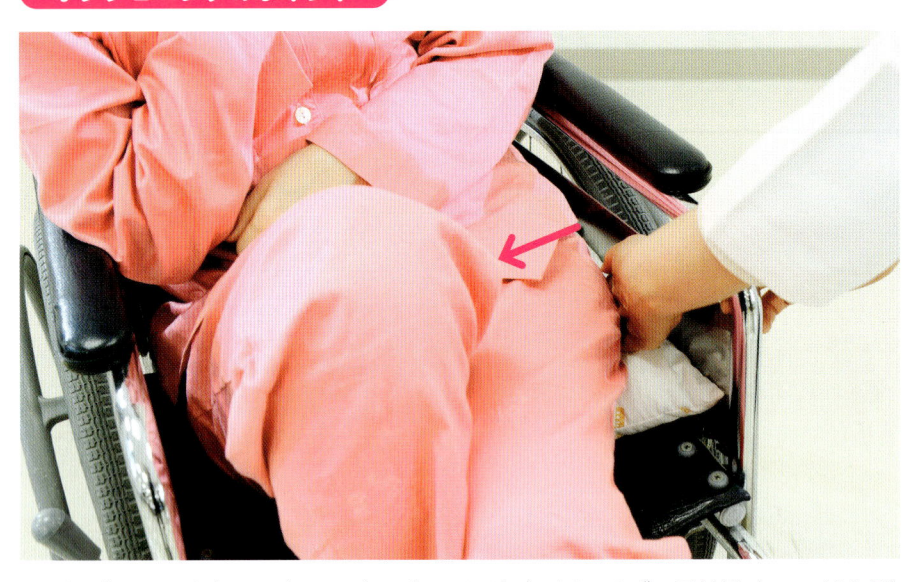

- 骨盤がしっかり安定する（正しい座面ができあがる）よう、まず、反対側（ここでは左側）にポジショニングピロー（Ⓐ）を挿入する

使用物品

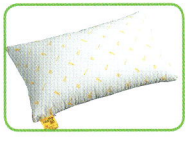

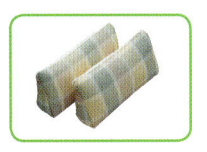

Ⓐ P.130（15）　　Ⓑ P.129（10・小）　　Ⓒ P.128（1・ノーマル）　　Ⓓ P.128（1・ラージ）

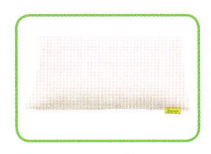

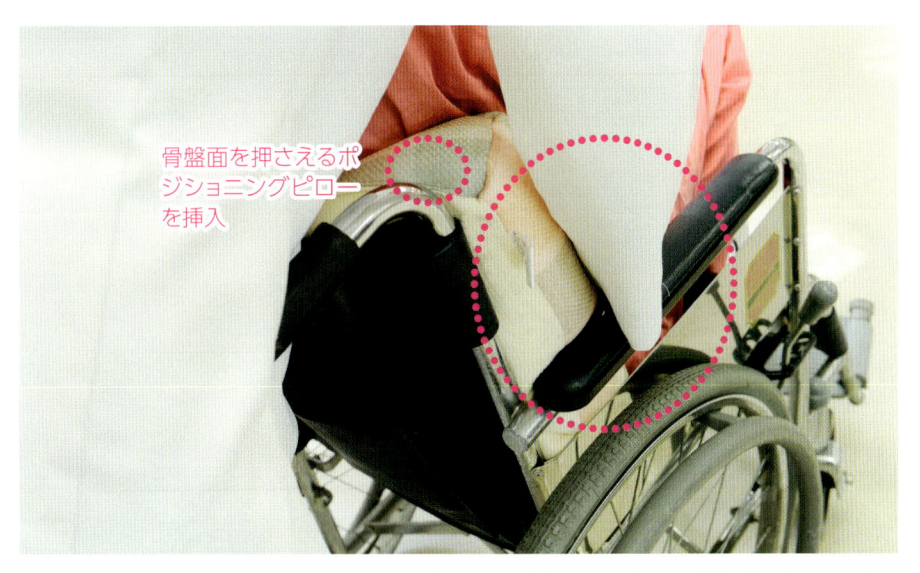

骨盤面を押さえるポ
ジショニングピロー
を挿入

- その後、反対側（右側）の骨盤を脇から押さえ、支えると同時に、骨盤が開かないように骨盤面にポジショニングピロー（Ⓑ）を挿入する

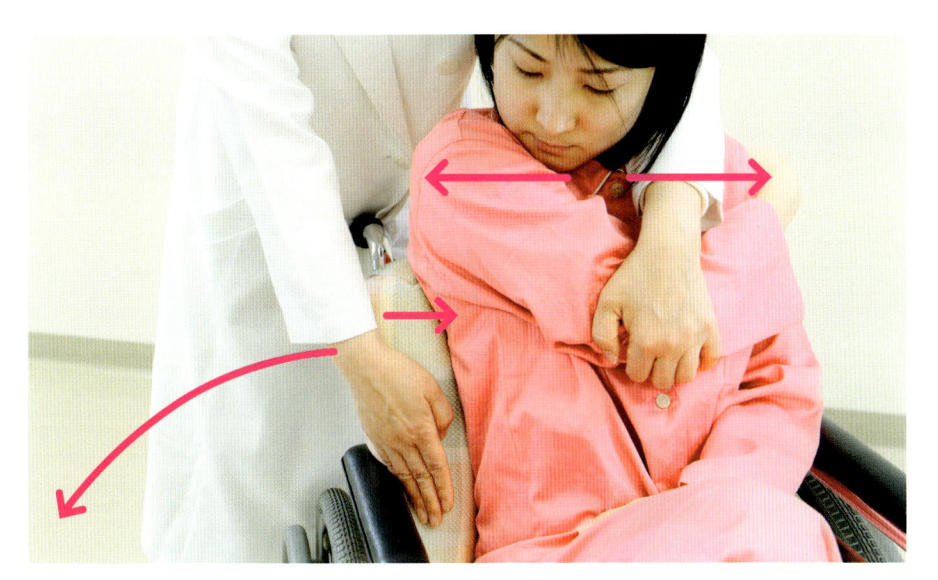

- 上半身のねじれに対して、骨盤が開かないように使用しているポジショニングピローを用いて、上半身がまっすぐになる（肩の線は水平になる）ように調整を行う。ポジショニングピローの挿入の深さは、上半身の状態に応じて調整する

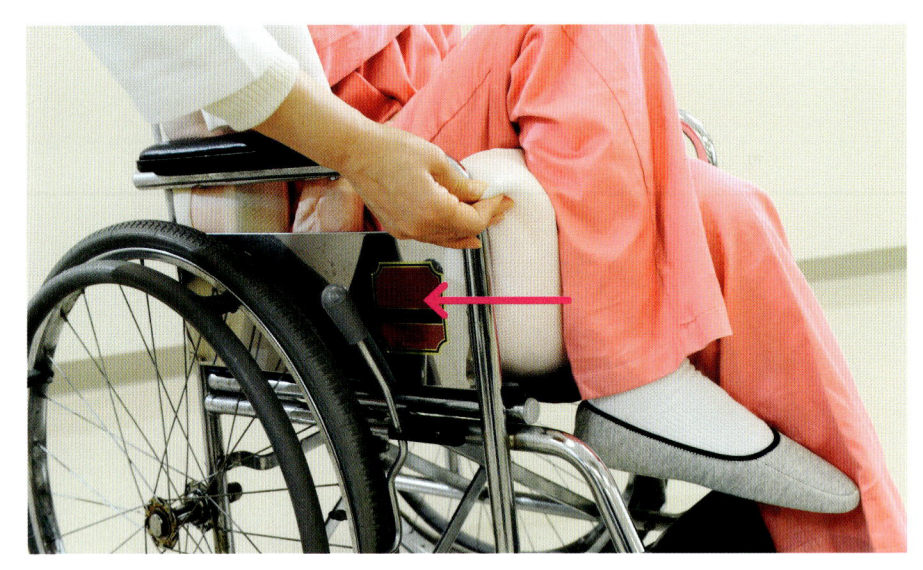

臨床現場でよくみられるケースのポジショニング

- 大腿下に隙間があると臀部の部分圧が高くなるため、隙間にポジショニングピロー（ⓒ）を挿入して部分圧を分散させる。ポジショニングピローは上腿下に挿入するだけではなく、臀部下にも一端を敷き込むように挿入する

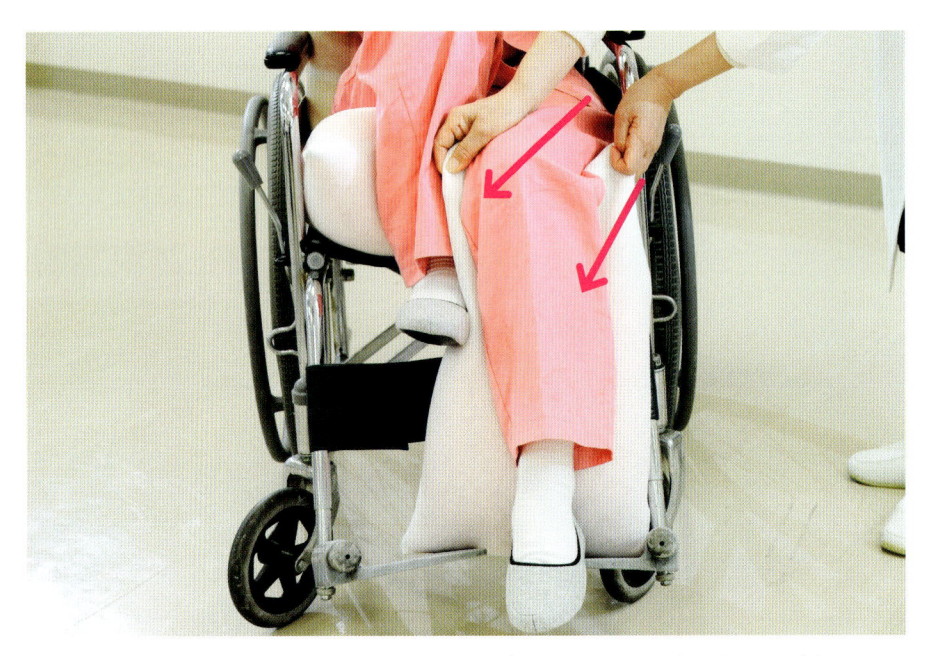

- 左下肢が落ち込むと骨盤のねじれの原因となるだけではなく、左臀部の部分圧が上昇する。座面と大腿が水平になるようにポジショニングピロー（ⓓ）を挿入して部分圧の上昇を防ぐ

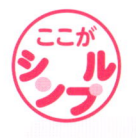

ここがシンプル　安定した骨盤に上半身を乗せるイメージでポジショニング

- 車椅子座位では座面クッション（シート）を使用することを基本にして、その上で体位を調整する
- 座面の安定のために、上半身に対する調整する手順を守る

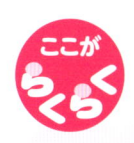

ここがらくらく　座面クッション（シート）を使用する

- 車椅子が患者の体型に合っていない場合、患者の身体は車椅子の中で「踊ってしまう」（安定しない）。まず、骨盤（座面）を安定させてから、その上に上半身を乗せるイメージで体位を整える
- 股関節の拘縮が強い患者は、座面クッション（シート）を使用すると調整が難しい場合があるが、その際は、ポジショニングピローの一部を仙骨下に敷き込むイメージで調整する

1 臨床現場でよくみられるケースのポジショニング

One Point アドバイス　車椅子が患者の身体に合っている場合のポジショニング

基本の90度姿勢に近づけよう

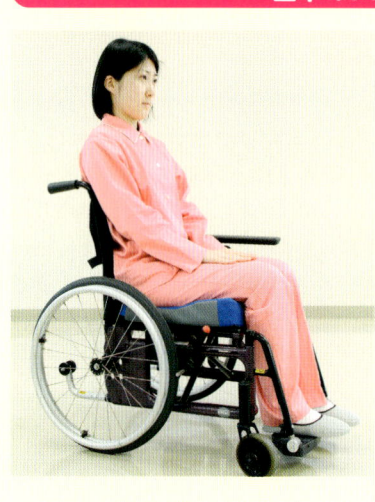

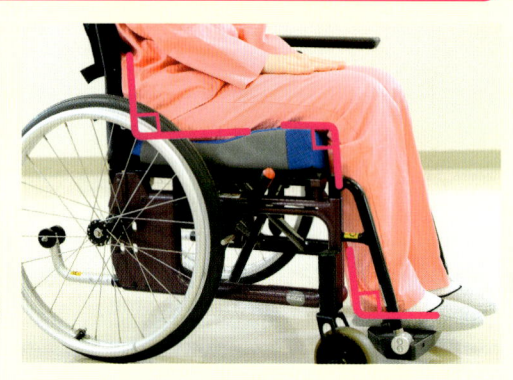

- 股関節、膝関節、足関節を90度に維持することで、車椅子の座面と臀部（大腿後面）の接触面を広くできる

座面の安定と上半身の調整

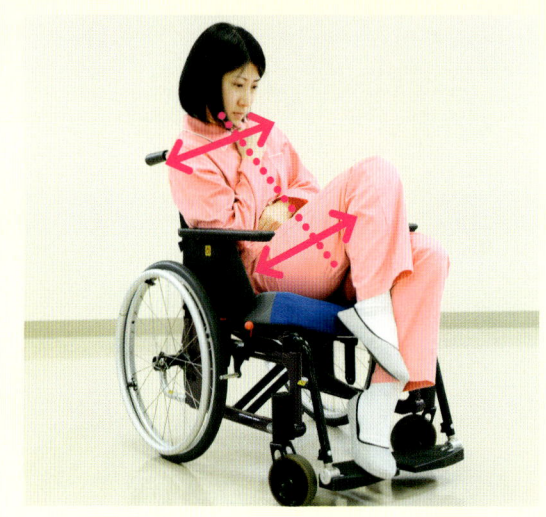

完成イメージ

- 座面クッションを使用。両肩、両腰を結ぶ線と体軸が直交する

ポジショニングのポイント

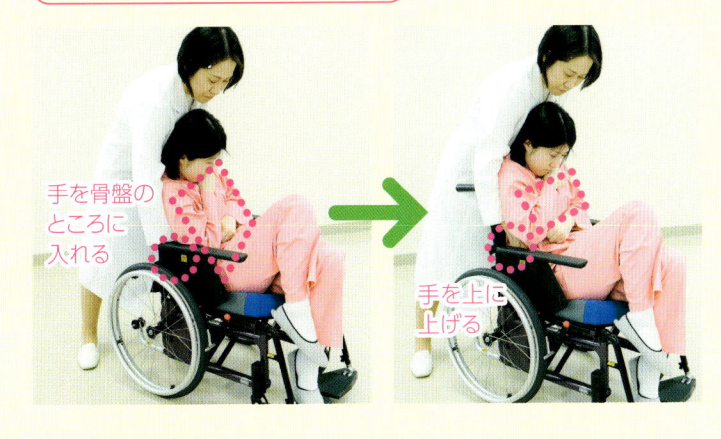

- 手を骨盤のところに入れる
- 手を上に上げる
- 上半身の傾きは、上半身を調整するのではなく骨盤から調整する

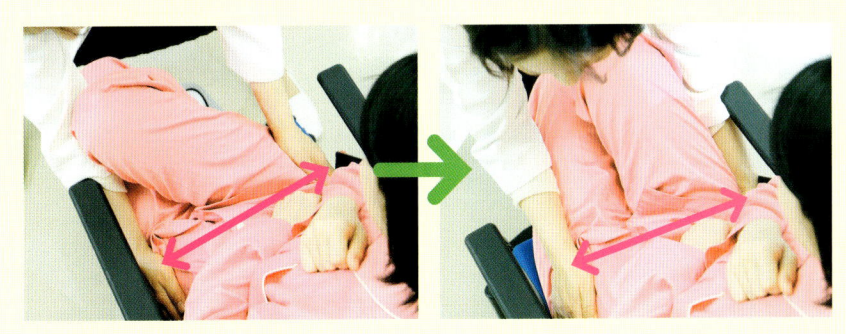

座面の安定

- 両腰を結ぶ線が車椅子のバックレストと平行になるようにして、骨盤のねじれを調整する

ポジショニングのポイント

- 両肩を結ぶ線が座面と平行になる（下がっている側を上げる）ようにする

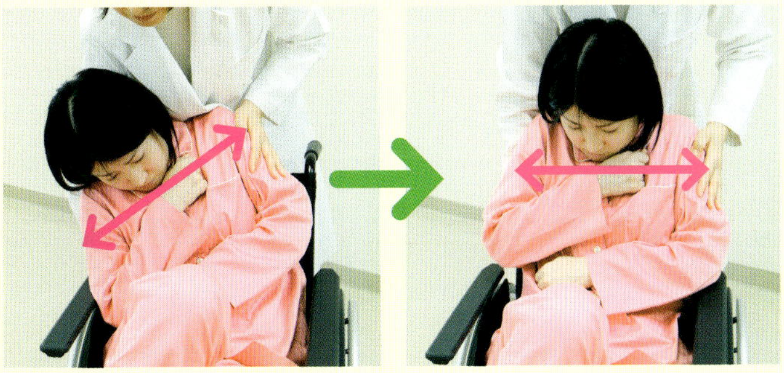

上半身の調整

PART 3 ケースで考える "らくらく＆シンプル" ポジショニング

PART 4
代表的なポジショニングピロー・介助物品
−本書で掲載しているものを中心に

ポジショニングピロー

4　ポジショニングピロー、座面クッション、動きの介助時に使用する物品

商品名		サイズ・材質・特徴・用途	問い合わせ先
ピーチ	(1)Aタイプ（カバー脱着仕様）[ラージサイズ][ノーマルサイズ]	**サイズ：**[ラージサイズ] 長さ53cm×幅33cm×高さ10cm、[ノーマルサイズ] 長さ43cm×幅28cm×高さ8cm **材質：**アウターカバー；ポリエステル、インナーカバー；綿＋ポリエステル、クッションビーズ；オレフィン系エラストマー **特徴：**適度な体圧分散性と高い保持力があるので、心地よい触感のまま、型くずれせず安楽な姿勢を保持。耐久性に優れ、長期間使用や繰り返し洗濯・乾燥しても形がくずれず長持ち。特殊なビーズ素材の効果でムレにくい超通気性。 **用途：**枕や体位変換・体位保持クッションなど、さまざまな用途に対応	**開発・製造元** 株式会社モルテン健康用品事業本部 〒739-1794 広島県広島市安佐北区口田南2-18-12 **問い合わせ先** 株式会社モルテン健康用品事業本部 営業本部 〒130-0003 東京都墨田区横川5-5-7 TEL：03-3625-8510 FAX：03-3625-8538 URL：http://www.molten.co.jp/health
ポスフィット	(2)Aタイプ[ノーマルタイプ]	**サイズ：**長さ70cm×幅25cm×高さ15cm **材質：**カバー；ポリエステル、クッション材；ウレタン **特徴：**クッション自体の型くずれや底付きがないため、はずれにくく身体を柔らかく保持できる。カバーは肌触りがよく、通気性・速乾性に優れ、ムレを防ぐ。洗濯が可能 **用途：**上半身を確実に30度に保持できる	
	(3)ASタイプ[ノーマルタイプ]	**サイズ：**長さ35cm×幅25cm×高さ15cm **材質：**同上 **特徴：**同上 **用途：**同上	
	(4)Bタイプ[ノーマルタイプ]	**サイズ：**長さ45cm×幅30cm×厚さ16cm **材質：**同上 **特徴：**同上 **用途：**柔らかめの上層で体圧を分散し、安定感のある下層で確実に体位を保持	
	(5)Cタイプ[ノーマルタイプ]	**サイズ：**長さ70cm×幅40cm×厚さ24cm **材質：**同上 **特徴：**同上 **用途：**同上	
	(6)Dタイプ[ノーマルタイプ]	**サイズ：**長さ40cm×幅24cm×厚さ12cm **材質：**同上 **特徴：**同上 **用途：**尖足（せんそく）予防やベッド背上げ時の身体移動解消に最適	

商品名		サイズ・材質・特徴・用途	問い合わせ先
ポスフィット	(7) Eタイプ[ノーマルタイプ]	サイズ：長さ40cm×幅26cm×厚さ10cm 材質：同上 特徴：同上 用途：用途に応じた使い方ができる、マルチタイプの小さなクッション	
	(8) Fタイプ[ノーマルタイプ]	サイズ：長さ55cm×幅35×厚さ17cm 材質：同上 特徴：同上 用途：用途に応じた使い方ができる、マルチタイプの大きなクッション	
	(9) Gタイプ[ノーマルタイプ]	サイズ：長さ193cm×幅18×厚さ14cm 材質：同上 特徴：同上 用途：用途に応じた使い方ができる、スネーク状の大きなクッション	他のタイプの製品については問い合わせのこと
アルファプラ・ウェルピー[メッシュ]	(10)スティックタイプ[大][小]	サイズ：[大] 長さ60cm×幅20cm、[小] 長さ40cm×幅20cm 材質：カバー；[表地] ポリエステル76％＋ナイロン24％（旭化成フュージョン(R)）[裏地] ポリエステル100％、中材；極小ビーズ、わた 特徴：中材は極小ビーズとわたが独自の配合で充填されており、極小ビーズが身体にフィットし、わたが形を保つ。中材が端によって底付きするようなことがなく、適度に動くので身体のラインにぴったりフィットする。カバーの表側は３Ｄ構造により通気性に優れている。裏側は柔らかさと滑り止め効果をもつ生地を使用 用途：萎縮した臀筋部分に使用することで仙骨部の骨突出を保護することができる。形状がくさび形のため側臥位時の体位保持、車椅子使用時の座位保持にも向いている	問い合わせ先 株式会社タイカ　ウエルネス用品部 〒125-0054 東京都葛飾区高砂5-39-4 TEL：03-5648-6630 FAX：03-5648-6640 URL：http://www.taica.co.jp/pla
	(11)ブーメランタイプ[大][小]	サイズ：[大] 長さ90cm×幅50cm、[小] 長さ74cm×幅44cm 材質：同上 特徴：同上 用途：仰臥位時に頭と首、肩まで敷き込むことにより体重をしっかり支え、筋緊張を和らげる。また、腕に拘縮がある方の腕の保持や車椅子使用時の座位保持などに向いている	

PART 4　代表的なポジショニングピロー・介助物品

4 ポジショニングピロー、座面クッション、動きの介助時に使用する物品

商品名		サイズ・材質・特徴・用途	問い合わせ先
アルファプラ・ウェルピー[メッシュ]	(12)ジャンボタイプ	**サイズ**：長さ83cm×幅83cm **材質**：同上 **特徴**：同上 **用途**：肩甲帯から頭部にかけて敷き込み、大きく包み込むことにより上体の拘縮や円背の方の仰臥位をサポートする	
アルファプラ・ウェルピー[レギュラー]	(13)ブーメランタイプ [大] [小]	**サイズ**：[大]長さ90cm×幅50cm、[小]長さ74cm×幅44cm **材質**：カバー；[表地]ポリエステル100% [裏地]ポリエステル100%、中材；極小ビーズ、わた **特徴**：中材は極小ビーズとわたが独自の配合で充塡されており、極小ビーズが身体にフィットし、わたが形を保つ。中材が端によって底付きするようなことがなく、適度に動くので身体のラインにぴったりフィットする。カバーは柔らかく吸湿速乾性に優れ、滑り止め効果をもつ生地を使用 **用途**：仰臥位時に頭と首、肩まで敷き込むことにより体重をしっかり支え、筋緊張を和らげる。また、腕に拘縮がある方の腕の保持や車椅子使用時の座位保持などに向いている [レギュラー]はカバーにフュージョン(R)を使用していないところが[メッシュ]と異なる	
ロンボ・ポジショニングピロー&クッション	(14)スネーククッション	**サイズ**：長さ220cm×Φ20cm **材質**：カバー；[表地]綿50%・ポリエステル50%、中材；ロンボメッド（ポリウレタンスニペット〔ハニカム構造の特殊ウレタンを菱形にカットしたもの〕50%・ポリプロピレンビーズ50%） **特徴**：身体の安定性を保つ。洗濯可能で、いつも清潔に使用でき、耐久性にも優れる **用途**：30度側臥位などを１本で全身的・部分的にサポートできる	**輸入元** ラックヘルスケア株式会社 〒542-0081 大阪府大阪市中央区南船場2-10-2 TEL：06-6244-0636 FAX：06-6244-0836 URL：http://www.lac-hc.co.jp **問い合わせ先・総発売元** 株式会社ケープ 〒238-0013 神奈川県横須賀市平成町2-7 TEL：046-821-5511（代） FAX：046-821-5522 URL：http://www.cape.co.jp/
	(15)ＲＦ３	**サイズ**：長さ40cm×幅23cm **材質**：カバー；[表側地]綿50%・ポリエステル50%、中材；ロンボフィル（ポリウレタンスニペット） **特徴**：身体の安定性を保つ。空気の流れがスムーズで、ムレを予防。洗濯可能で、いつも清潔に使用でき、耐久性にも優れる **用途**：底付きしづらい弾力性を持ち、安定感を出すための補助クッションとして、または、単体での使用も可能	

商品名		サイズ・材質・特徴・用途	問い合わせ先
ビーズパッド	(16)Cタイプ	**サイズ**：長さ44cm×幅60cm **材質**：カバー；[表面] ポリウレタン、[裏面] ポリウレタンフィルムラミ加工、中材；発泡ポリスチレン（マイクロビーズ） **特徴**：通気性に優れ、汗を吸収しても動きが滑らか。カバーは伸縮素材で、骨突出部位を柔らかく包み込む。洗濯が可能 **用途**：円背のある場合や座位姿勢の保持など、身体の中心をサポートするときに使用	問い合わせ先・総発売元 株式会社ケープ 〒238-0013 神奈川県横須賀市平成町2-7 TEL：046-821-5511（代） FAX：046-821-5522 URL：http://www.cape.co.jp/

座面クッション

商品名		サイズ・材質・特徴・用途	問い合わせ先
シーポス	(17)シーポス	**サイズ**：長さ40cm×幅40cm×厚さ5cm（最厚部7cm） **材質**：カバー表面；ポリエステル100％、カバー裏面；ナイロン＋ポリウレタン（滑り止め加工）、クッション材；ポリスチレンゲル、ウレタンフォーム、クッション表皮；ウレタン合皮 **特徴**：クッション中央部の溝で尾骨部、ゲルとウレタンフォームの2層構造で座骨部の圧迫力とずれ力を低減。調整可能なクッション前部のストッパーで、身体のずり落ちを低減。 **用途**：圧迫力・ずれ力・湿潤への対処を追求した快適で安全な車椅子用クッション。長時間座位をとる人に	問い合わせ先 株式会社モルテン健康用品事業本部 営業本部 〒130-0003 東京都墨田区横川5-5-7 TEL：03-3625-8510 FAX：03-3625-8538 URL：http://www.molten.co.jp/health 他のタイプの製品については問い合わせのこと

動きの介助時に使用する物品

商品名		サイズ・材質・特徴・用途	問い合わせ先
マルチグローブ	(18)マルチグローブ	**サイズ**：筒型長さ51.5cm×幅20.0cm **材質**：ナイロン100％ **特徴**：外側は滑りやすく内側は滑りにくい **用途**：ベッドでの体位変換時に使用。ポジショニング時の圧抜きに使用する	問い合わせ先 パラマウントベッド株式会社 お客様相談室 フリーダイヤル 0120-03-3468

PART 4 代表的なポジショニングピロー・介助物品

索引

あ

足首	5
アライメント	2,6
安全・安楽	2,6
安定した骨盤	123
動ける患者	52
ウレタンフォーム素材のマットレス	8,9
栄養注入	117
S字状のカーブ	4
円座	64
円背患者	70

か

下肢の動かし方	88
硬いマットレス	8,9
肩の動かし方	89
肩の動き	10
傾き	3
完全側臥位	103,110
基底面	2,42
基本姿勢	42
仰臥位	14,72,85
筋肉の弛緩	44
首	5
車椅子	118,124
頸椎角	102,105
頸椎カラー	102
経鼻経管栄養法	113
高機能マットレス	8,9
拘縮	3
拘縮患者	22,33
拘縮部位	22
心地よさを妨げる要因	57
腰	5
骨盤の動き	12

さ

座位	30
支えられ感	42,44
座面クッション(シート)	123
座面の安定	125
三角形のポジショニングピロー	65

30度側臥位	78,94,114
四肢拘縮患者	84,118
支持性	42,44
シムス位	109
重心	2
重心線	42
上半身の調整	125
褥瘡	2
寝具	8
人工呼吸器装着患者	93
隙間	19
スモールチェンジ	99
背上げ	77,100
生理的彎曲	3
脊髄損傷患者	102
脊柱	4
接触面積	42
尖足予防	67
側臥位	22

た

体圧図	6
体圧分散寝具	8,63
体位の評価	2
体圧の分散	6,8

な

ねじれ	3
ねじれの観察	84

は

膝	5
膝上げ	77,100
変形	3
ポジショニング	2
ポジショニングピローに乗せる位置	50
ポジショニングピローの素材	48

ま

麻痺患者	26,36

や、ら、わ

らくらく＆シンプル	70
彎曲	4

中山書店の出版物に関する情報は，小社サポートページを御覧ください．
http://www.nakayamashoten.co.jp/bookss/define/support/support.html

らくらく&シンプルポジショニング

2010年9月5日　初版第1刷発行©　　　（検印省略）
2014年3月10日　　　第2刷発行

著　　　田中マキ子
発行者　平田　直

発行所　株式会社 中山書店
　　　　〒113-8666　東京都文京区白山1-25-14
　　　　TEL 03-3813-1100（代表）　振替00130-5-196565
　　　　http://www.nakayamashoten.co.jp/

装丁・デザイン　　VOX（オオヤユキコ）
DTP・印刷・製本　株式会社 公栄社

Published by NakayamaShoten Co.,Ltd.　Printed in Japan
ISBN 978-4-521-73267-1

落丁・乱丁の場合はお取り替え致します

・本書の複製権・上映権・譲渡権・公衆送信権（送信可能化権を含む）
は株式会社中山書店が保有します．

JCOPY 〈（社）出版者著作権管理機構委託出版物〉
本書の無断複写は著作権法上での例外を除き禁じられています。複写される場合は、そのつど事前に、（社）出版者著作権管理機構（電話03-3513-6969、FAX3513-6979、e-mail:info@jcopy.or.jp）の許諾を得てください。

本書をスキャン・デジタルデータ化するなどの複製を無許諾で行う行為は、著作権法上での限られた例外（「私的使用のための複製」など）を除き著作権法違反となります。なお、大学・病院・企業などにおいて、内部的に業務上使用する目的で上記の行為を行うことは、私的使用には該当せず違法です。また私的使用のためであっても、代行業者等の第三者に依頼して使用する本人以外の者が上記の行為を行うことは違法です。

ポジショニング 好評本

在宅ケアに活かせる 褥瘡予防のためのポジショニング
やさしい動きと姿勢のつくり方

● 編集
田中マキ子（山口県立大学看護栄養学部）
下元佳子（生き活きサポートセンターうぇるば高知）

AB判／136頁／定価（本体2,600円＋税）

CONTENTS
- 第1章　在宅での褥瘡治療・ケアを考える
- 第2章　褥瘡のリスクを正しくアセスメントしよう
- 第3章　動きの仕組みを理解しよう
- 第4章　自然な動きに基づく介助
- 第5章　ケースで考えるポジショニング

動画でわかる 手術患者のポジショニング

● 編著
田中マキ子（山口県立大学看護栄養学部）
中村義徳（天理よろづ相談所 在宅世話どりセンター）

B5変型判／120頁／DVD-VIDEO付／定価（本体3,800円＋税）

CONTENTS
- 第1章　手術患者のポジショニングに関する基礎知識
- 第2章　実践に活かす手術時のポジショニング
- 第3章　臨床例でのポジショニング検討

動画内容一例
- 手術時のポジショニングの実際
  仰臥位／側臥位／腹臥位／砕石位／座位／ローテーション時／パークベンチ体位／ジャックナイフ体位など
- 臨床例でのポジショニング検討
  腹腔鏡下胆嚢摘出術／腰椎椎弓切除

動画でわかる 褥瘡予防のためのポジショニング

● 編著
田中マキ子（山口県立大学看護学部）

B5変型判／136頁／DVD-VIDEO付／定価（本体3,700円＋税）

CONTENTS
- 第1章　ポジショニングとは何か
- 第2章　褥瘡患者のポジショニングに必要なアセスメント
- 第3章　ポジショニングに用いる必要物品の理解と選択
- 第4章　ポジショニングの援助技術
- 第5章　ポジショニングの実際

動画内容一例
- 褥瘡予防のためのポジショニング
  - 背上げ・背下げによるずれ・圧迫
  - 背抜きの方法
  - 仰臥位から30度側臥位のポジショニング
  - 仰臥位から完全側臥位のポジショニング
  - 股関節拘縮患者のポジショニング
  - 車椅子座位の姿勢とポジショニング
  - 車椅子座位時に体が左右に動かない工夫
- 症例へのアプローチ　ほか